ぼくが13人の人生を生きるには身体がたりない。

haru

解離性同一性障害の
非日常な日常

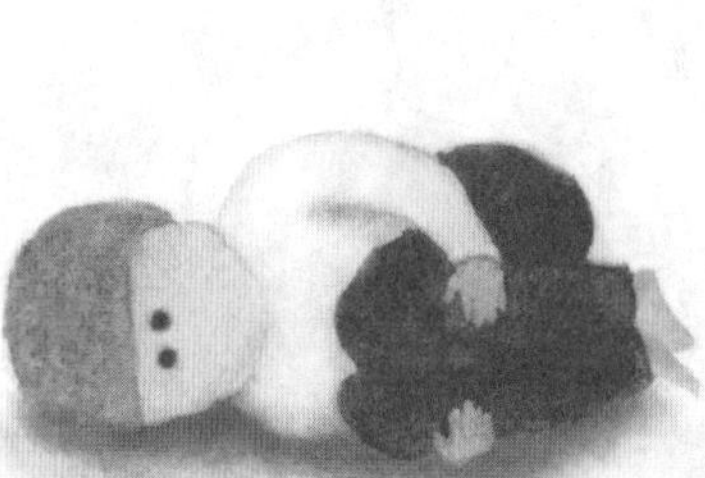

ぼくが13人の人生を生きるには身体がたりない。

解離性同一性障害の非日常な日常

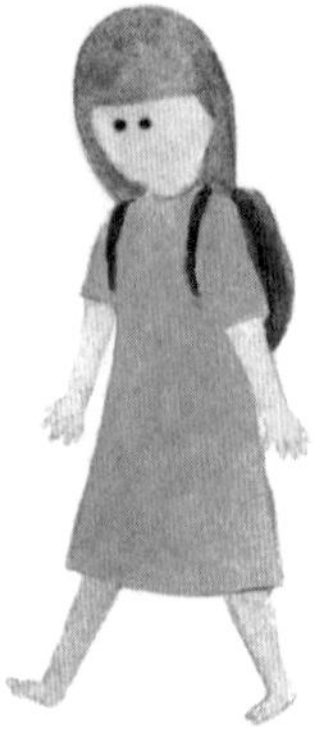

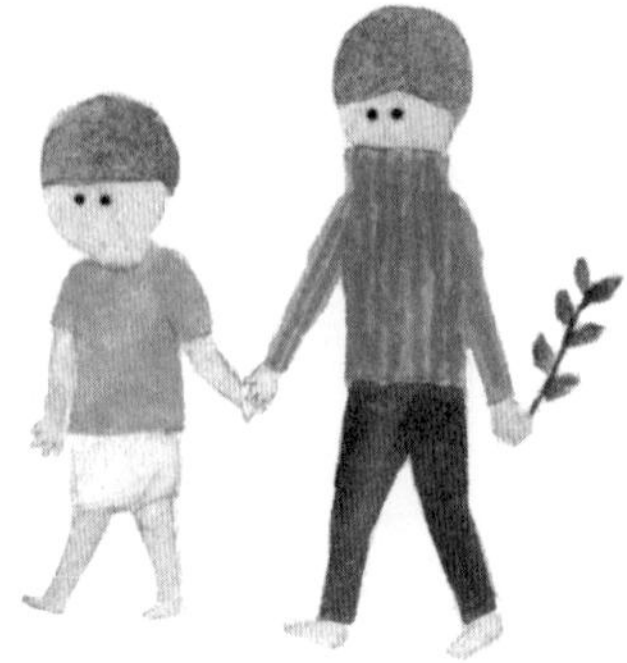

4 結《ゆ》衣《い》（16）

唯一の女性。嵐の二宮和也さんが大好きで、おしゃれにも敏感。

5 春《はる》斗《と》（6）

算数と飛行機と虫が好き。道路清掃車を見ると追いかける癖がある。

6 悟《さとる》（13）

植物好きでハーブを育てている。数学や物理も好き。味覚と痛みに少し敏感。

10 圭《けい》吾《ご》（19）

誰かが危険な目に遭いそうになると出現し、逃げたり身を守ってくれる。

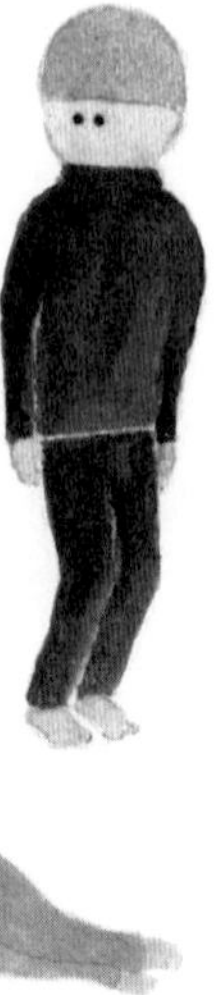

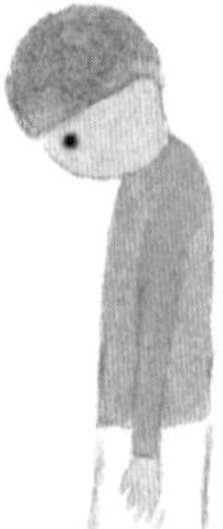

12 駿《しゅん》（18）

音に敏感なためデジタル耳栓を使用している。ロボット好き。

11 悠《ゆう》（14）

性別は中性。趣味は読書と寝ること。好きな作家は夢野久作、山田悠介。

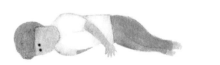

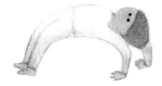

13 颯《はやて》（15）

人と話すのが苦手。紐類と体を動かすことが好きで、よくジャンプとブリッジをしている。

ぼくと12人の交代人格たち

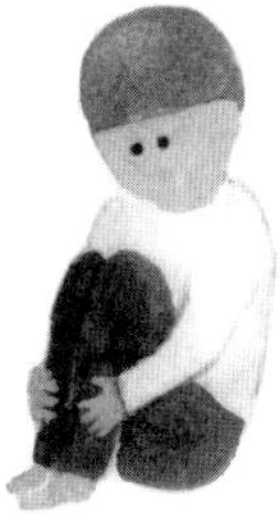

1 haru《はる》(23)

主人格。放課後等デイサービスの会社で働く保育士。社会福祉士を目指している。

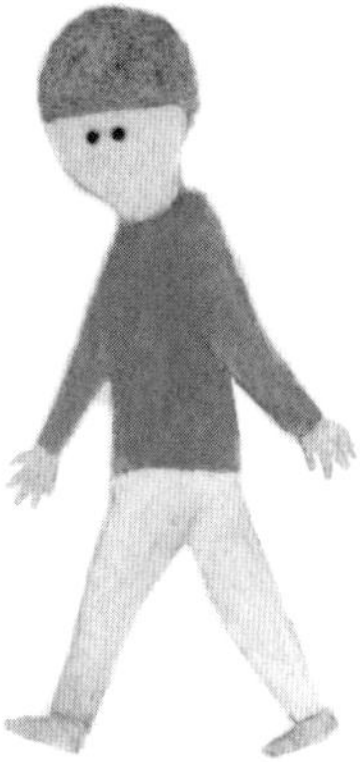

2 洋祐《ようすけ》(23)

趣味は写真を撮ること。haruの見守り役+全員のまとめ役。

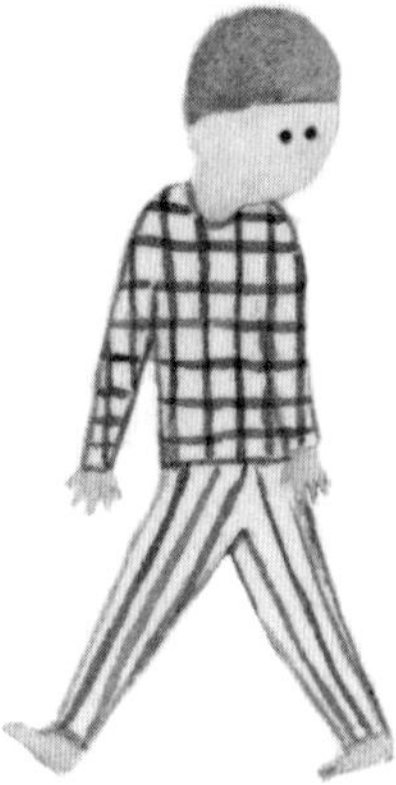

3 圭一《けいいち》(25)

クールな理系男子。全員のお金やスケジュール管理を担う。潔癖。

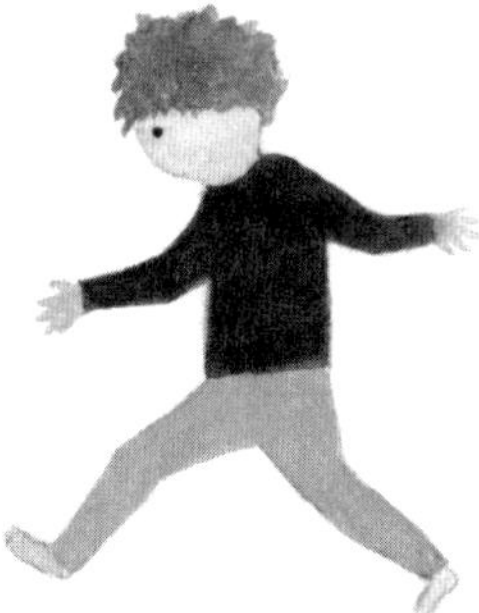

7 灯真《とうま》(?)

「労働は悪」という信条を持つ。絵を描くことが好き。

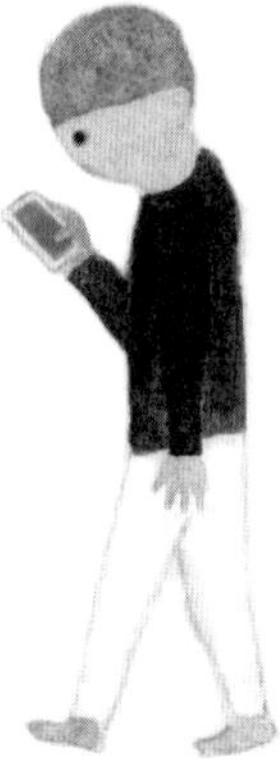

8 航介《こうすけ》(17)

趣味は電子回路の設計とロボット作り。

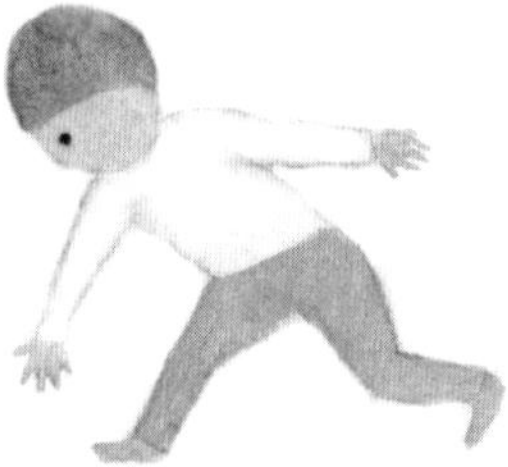

9 付《つき》(17)

深夜徘徊が好きで行動は不明。悟くんと仲が良いらしい。

はじめに

はじめまして。ぼくはｈａｒｕの交代人格のひとり、洋祐《ようすけ》です。この物語の主人公であるｈａｒｕは、解離性同一性障害（Dissociative Identity Disorder）、昔で言う多重人格障害だ。ｈａｒｕが解離性同一性障害と診断されたのは18歳のときだけれど、現在、彼の中にはｈａｒｕを含めて13人の人格がいる。

いま「彼」と言ったけれど、それはｈａｒｕのジェンダー・アイデンティティが男性であるからで、彼が生まれたときに割り当てられた性別は女性だった。つまりｈａｒｕは、自分の身体的性別とは異なる性の自己意識を持つ性同一性障害（Gender Identity Disorder）でもあり、16歳でそれをカミングアウトしている。

ついでに言うと、ｈａｒｕは２０１８年の春、21歳のときにＡＤＨＤ（Attention-Deficit Hyperactivity Disorder／注意欠陥・多動性障害）と診断されてもいる。

もう「Disorder（障害）」だらけで、ここまでで情報が渋滞しそうだけれども、とにかく、

語り手
洋祐

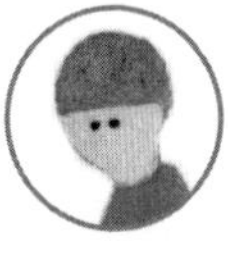

ぼくたち交代人格はｈａｒｕという少々複雑なひとりの人間の中に存在していて、いわば彼の身体をシェアしている。この本では、主人格のｈａｒｕと、12人の交代人格による――先ほど「物語」と言ってしまったけれど、そんなふうに見えなくもない――現実の暮らしを綴《つづ》っていく。

さて、外から見ればｈａｒｕはｈａｒｕ、だけどその内側はちょっとややこしい。そこで、はじめにぼくらの簡単な自己紹介をしておこうと思う。

まずはこのぼく、洋祐は現在23歳で、ｈａｒｕと同い年になる。趣味は写真を撮ることで、交代人格の中では次に紹介する圭一《けいいち》とともに、ｈａｒｕの窓口兼、見守り役のようなことをしている。

その圭一は、ひとことで言えばクールな理系男子で、現在25歳。数学と物理にめっぽう強く、プログラミングもお手の物だ。社交的ではないけれど、生真面目《きまじめ》で誠実で潔癖《けっぺき》で、ぼくらのスケジュールやお金の管理をしてくれている。ぼくにとってもｈａｒｕを支えていくうえで頼れる相棒《あいぼう》のような存在だ。

ぼく（洋祐）と圭一以外の交代人格の多くは歳をとらず、生まれたときからそのままの年齢でいる。彼らが生まれた理由は、おいおい話すことになると思う。

　ぼくたちの中で一番若いのは、6歳の春斗《はると》くん。彼は算数と飛行機と虫が大好きで、道路清掃車を見ると追いかける癖がある。ちなみに飛行機はＡＮＡ派だそうだ。この春斗くんは、二番目に若い悟《さとる》くんとともに「レンタルなんもしない人」（２０１８年に開始された「なんもしない」人材派遣サービスを提供する森本祥司《もりもとしょうじ》さんのTwitterアカウント名。）にとても懐《なつ》いている。

　悟くんは13歳で、植物が大好き。庭でハーブを育てていて、その収穫をいつも楽しみにしている。数学や物理も好きで、理系出身のレンタルさんとは馬が合うというか、悟くん曰く「そういう話が手加減なしでできるから好き」なのだそうだ。悟くんには少し吃音《きつおん》があり普段は無口なのだけれど、レンタルさんと話すときは別で、最近はレンタルさんから出される宿題を解くのに夢中になっている。

　この悟くんから先の7人は年子というか、同い歳の子もいるけれど、みな年齢が1歳ずつ違う。

　14歳の悠《ゆう》は、交代人格の中で唯一性別が不明というか、中性だ。悠は読書と寝ることが好きで、おとなしい性格なのだけれど、最近はほぼ出てこない。その理由もあとで語られ

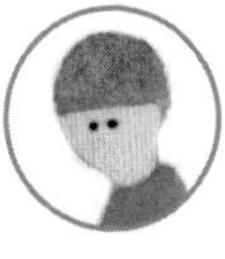

るだろう。

悠のひとつ上、15歳の颯《はやて》くんには、ＡＳＤ（Autism Spectrum Disorder／自閉症スペクトラム障害）に加えて、知的能力の発達に遅れがあるように思う。これは医師から診断があったわけではなく、あくまでもぼくらの見立てとして受け取ってほしい。いずれにせよ、そのため人と話すときはごく簡単な会話しかできないけれど、彼は紐類と身体を動かすことが大好きで、よくジャンプとブリッジをしている。

悠が交代人格の中で唯一の中性なら、次に紹介する結衣《ゆい》ちゃんは唯一の女性ということになる。彼女は嵐の二宮和也が大好きな16歳の女の子で、かわいいものやおしゃれにも敏感なお年頃。ゆえに、ぼくたち男性陣が勝手に床屋に行って適当な髪型にしてきたりすると怒られる。特に圭一のファッションセンスには絶望していて、しょっちゅうふたりで言い争いをしているというか、結衣ちゃんが一方的に圭一に文句を言っている。というとキツそうな性格に思われてしまうかもしれないけれど、圭一以外にはとても人当たりのよい、優しい女の子だ。

17歳の航介《こうすけ》は、電子回路の設計やロボット作りが趣味。ぼくらの腕には彼がはんだ付けをしていた際に負った火傷《やけど》の痕《あと》が残っている。

17歳の人格はもうひとりいる。付《つき》くんという、深夜徘徊《はいかい》が好きな男の子だ。彼が夜中になにをやっているのかは誰にもわからない。朝起きたら身体が泥だらけになっていることがあるのだけれど、それはたぶん付くんのしわざだ。

18歳の駿《しゅん》は、航介と同じくロボットが好き。彼は音に敏感すぎるため、人とスムーズに会話をするには騒音をカットしてくれるデジタル耳栓が必要なのだけれど、どちらかといえば筆談のほうが得意かもしれない。

19歳の圭吾《けいご》という人格は、悠と同じくほぼ出てこない。けれど、たとえば変な人に絡《から》まれたり、ぼくらがなにか危険な目に遭いそうになったときに、逃げたり身を守ったりしてくれる。

そしてもうひとり、灯真《とうま》という男の子がいるのだけれど、彼だけ年齢が不詳なのだ。灯真は絵を描くのが好きで、「労働は悪」という信条を持っている自由人タイプ。

以上が、いまのところの交代人格、計12人の紹介になる。まあ、いきなり12人分の名前と性格を説明されても引き続き情報が渋滞するだけかもしれないけれど、とりあえず「いろんなキャラがいるんだな」くらいに思って読み進めてもらえたらと思う。

そうそう、いま「いまのところ」と言ったのは、これから交代人格が増えるかもしれないし、減るかもしれないから。それは誰にもわからない。不安定なことこのうえないけれ

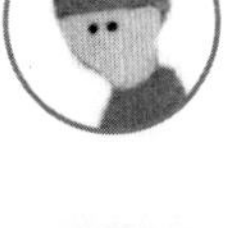

ど、このメンバーでなんとかやりくりしながらぼくらは生きている。もちろん今日も──。

もくじ

1. 記憶がない

交代人格と暮らす、シェアハウスのような毎日

ｈａｒｕの安全な運航のために

「ｈａｒｕというひとりの人間の中には、ぼく（洋祐《ようすけ》）を含めて13人の人格がいる」と言った。では、ぼくらはどんなふうにして存在しているのか。あくまでイメージだけれど、頭の中を図解すると左の図のようになる。

　ぼくたちの脳内には、まず中央に円形の大きなテーブルと、いくつかの椅子が置かれている。テーブルは中華料理屋さんの円卓《えんたく》のような感じだろうか。この中央の席についた交代人格が主人格のｈａｒｕの代わりに表に出てこられる——つまり人と喋《しゃべ》ったり、電車に乗ったり食事をしたり、勉強したり買い物したりといった、普通の人が普通におこなっている日常の行動ができるシステムになっている。ぼくらはこの席を「コックピット」と呼んでいるのだけれど、それは春斗《はると》くんが、飛行機が大好きだからだ。もちろん、そこにはｈａｒｕを操縦しているという意味も含まれているのだけれど。

　ある交代人格がコックピットに座っているとき、それ以外の交代人格は、コックピット

語り手
洋祐

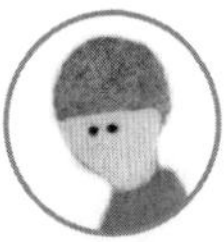

脳内イメージ図

（画・灯真）

奥には交代人格の部屋がある。カプセルホテルのようで、扉付き。

交代人格が中央の椅子（コックピット）に座ると表に出てくることができる。

交代人格全員が、それぞれの記憶を収める本棚のような箱を持っている。主人格のharu以外はお互いの記憶にアクセス可能で、記憶を共有できる。

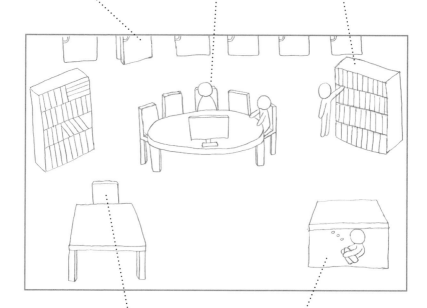

haruが表に出るときはこの椅子に座る。両脇に洋祐や圭一が立ち、haruの記憶を補ったり会話の指示を出している。

人格が交代しているあいだ、haruはこの中にいる。水槽《すいそう》のように液体で満たされている。

の後方あたりで雑談したり、表のやりとりの様子を一緒にうかがったり、あるいは寝ていたりしている。たとえばぼくがコックピットに座って表に出ているとき、灯真《とうま》や結衣《ゆい》ちゃんがぼくの後ろでなにか話していることもあるし、ぼくにも彼らの声は聞こえている。だからぼくが、現実の世界でほかの誰かと話しているときには、目の前の相手の声だけじゃなく、頭の中からも交代人格の声が聞こえているというわけだ。表の様子はコックピットにいなくてもわかるから、たとえば誰かがぼく（洋祐）に向かって「結衣ちゃんってかわいいよね」なんて話した場合も、結衣ちゃんが脳内で覚醒していればその会話を共有していることになる。必然的に、隠しごとはできない。

　脳内での交代人格同士の「雑談」は、感覚的には「思考がダイレクトに伝わる」と表現したほうが適切かもしれない。たとえば朝、なんとなしにテレビを見ていたときに耳にしたＣＭソングが、１日中頭から離れなくなることってないだろうか。ああいう感じで、勝手に交代人格の声が聞こえてくるのだ。その口調も、たとえば13歳の悟《さとる》くんには少々吃音《きつおん》があると言ったけれど、彼が表に出ているときはもちろん、頭の中で話しているときも吃音は生じている。まあ、悟くんはもともと無口でほとんど喋らないけれど、Twitterに投稿したくなったときなどはたまに話しかけてくれる。

　Twitterといえば、ｈａｒｕのTwitterやｎｏｔｅのアカウントも、ｈａｒｕとぼくたち

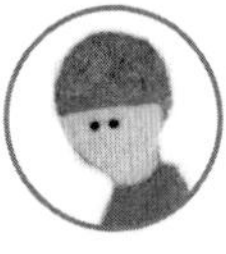

が共同で管理している。つまりぼくや圭一《けいいち》も投稿しているし、特にレンタルなんもしない人がらみの数学や物理の話は、いま言った悟くんが書いている。もっとも、悟くんはデジタル機器の操作が苦手なので、ぼくが代筆している。その場合、ぼくが表に出ているときにコックピットの後ろからリアルタイムで悟くんが耳打ちするのではなく、事前に悟くんから「今度、洋祐が出てるときに時間があったら、これを書いてほしい」みたいな感じで頼まれるのだ。

では、誰がコックピットに座る権利を持っているのか。基本的には「自分が表に出たい」もしくは「自分が出なきゃヤバい」と思った交代人格が座ることになっている。たとえば、後述するように、ぼくたちは2019年まで塾講師のアルバイトをしていたのだけれど、理数系の勉強を教えなければならないときは理数系に強い圭一が出てくるといった具合だ。

ある交代人格が表に出ているとき、それを別の交代人格が力ずくで引っ込めることはできない。同じように、表に出ている交代人格は、別の交代人格が表に出てこようとするのを力ずくで止めることもできない。仮にぼくが表に出て塾講師として働いている最中に、春斗くんが出たがったとする。そういう場合、ぼくは「もうちょっとで終わるから待っててね」と言って聞かせることはできても、納得できなかった春斗くんが「どうしても出たい」というのであれば、コックピットを譲らざるを得ないのだ。

また、ぼくは交代人格のみんなを見守る、あるいはある意味で監視する立場だけれど、どうしてもほかの交代人格に目が行き届かなくなってしまったり、ぼくが表に出るべきときに交代できなかったりすることもある。体調がすぐれなかったり、目の前のやるべきことで手一杯になっている際は、そういうことが起こりやすい。

そんなときはどうするかというと、とにかく寝る。それしかない。いま言ったように「出たい」と思っている交代人格を無理に引き止めることはできないので、この身体を眠らせて起き上がらせないようにするわけだ。もしそれがバイトの日であれば先方に休みの連絡を入れたうえで、寝かす。多少、手荒な操縦に聞こえるかもしれないけれど、そうやって自宅から出さないようにすれば、少なくとも周囲に迷惑をかけることはない。安全第一だ。

そんなふうにバタバタすることもあるけれど、ここ1年くらいは大きなトラブルもなく、交代人格同士がスムーズにスイッチできている。逆に言うと、それ以前は誰がコックピッ

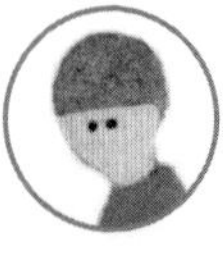

トに座るかで揉《も》めていたというか、ある種の混乱が生じていた時期もあった。それは各交代人格が「俺が俺が」みたいになるというよりは、主人格のｈａｒｕがぼくらの存在を受け入れられずにいたことに起因する。要するに、ｈａｒｕとしては交代人格に自分の時間を奪われたくなかったし、ぼくらはぼくらで適切な出方がよくわかっていないところがあったのだ。

しかし最近は、ぼくらに対するｈａｒｕ自身の心境の変化もあったりして、彼が表に出てくる時間も少なくなってきた。それに加え、ぼくらもそれぞれ仕事や勉強などやりたいことを見つけている。互いにそれがわかっているので、譲り合いの精神じゃないけれど、うまいことバランスが保てるようになってきている。

先述の通り、交代人格の誰かがコックピットに座っているとき、それ以外の交代人格は起きていることもあれば寝ていることもある。けれど、寝ている状態であっても、そのあいだ表に出て行動していた交代人格の記憶は共有されている。交代人格はみなそれぞれ記憶の本棚のようなものを持っていて、コンピュータのバックアップのように、自由に互いの本棚へアクセスできるからだ。

しかし、主人格のｈａｒｕには、僕らが表に出ているときに体験した記憶へのアクセス権がなく、彼には彼自身の記憶しかない。そして、おそらくあとで触れることになると思うけれど、ｈａｒｕは自分が起きて行動していたときの記憶も、本人の意図とは関係なく、どんどん手放している。

ｈａｒｕは交代人格の誰かが表に出ているときは、基本的にずっと眠っている。だから本人が目を覚ましたら夕方の5時くらいになっていたり、あるいは夜まで昏々《こんこん》と寝ていることもめずらしくない。ちなみに、ｈａｒｕが眠っているとき、彼は前掲した図の右下にある箱に入っている。結衣ちゃんによればこの箱はやや粘《ねば》り気のある無色透明の液体で満たされており、水槽《すいそう》のようになっているらしい。

ｈａｒｕが目を覚ましたときは、たまにぼくらと一緒にコックピットの後ろで交代人格の行動を見ていることもあるけれど、だいたいすぐに図の左下にある彼専用の席につく。この席にはｈａｒｕしか座れないし、ここに座っているときは彼が表へ出られる。けれど、先ほども言ったように最近はその時間が以前と比べて減っているし、なおかつ彼には交代人格が表に出ているときの記憶もない。だからｈａｒｕが表に出ているときは、常にぼくと圭一がその背後から「午前中にこういうことがあって、いまはこういう状況だよ」みたいに耳打ちするような感じで情報共有をはかっている。

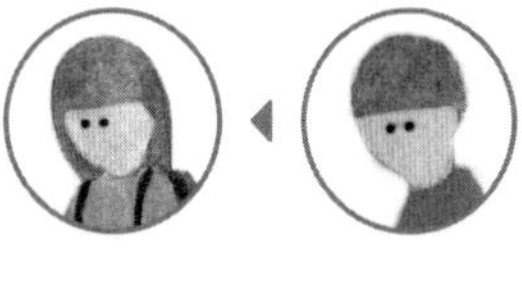

わたしたちの意志の話と、同居人にこれだけは言いたい

はじめまして。交代人格の結衣です。洋祐が紹介してくれた通り、16歳の女子で、嵐の二宮和也くんが大好き。この本では基本的に洋祐がわたしたちのことを話してくれるようですが、わたしもわたしたちのことについて、お話しさせてもらおうと思います。

さっき洋祐も言っていたように、わたしたち交代人格は、頭の中でよく会話をしています。それを洋祐はCMソングにたとえていましたけど、わたしにとってはラジオに近い感じです。まあ、ラジオといってもメインパーソナリティが5、6人いる状態なので、たまに誰がなにを言っているのかわからなくなることもあります。でも、声色が明確に分かれているのでそこまで混乱することはないんです。たとえば歳が近い圭一と洋祐でも、圭一は声のトーンが低くてあまり起伏《きふく》がありません。でも洋祐は、もうちょっと明るくてケラケラ笑っているような感じ。ちなみに洋祐と主人格のharuくんの声や喋り方はよく似ています。

あと、これも洋祐が言った通り、わたしたちの頭の中にはコックピットと呼ばれる席があって、このコックピットが空席になってしまうことも、ちょいちょいあります。

たとえば、このあいだレンタルなんもしない人がわたしたちの家に来てくれたときのこと。最近は13歳の悟くんがレンタルさんにすごく懐《なつ》いていて、ふたりで物理や数学の話をめちゃくちゃしているんです。でもこの日の悟くんは、話したいことを全部話したら気が済んだのか引っ込んでしまい、そのあと誰も表に出てこなかったんです。基本的に圭一はあまり他人と話したがらないし、そのときは洋祐もいませんでした。たぶん洋祐は「自宅でレンタルさんと一緒だし、自分が目を離しても大丈夫だろう」と思ったんでしょうね。その結果、わたしが出ていって、レンタルさんを相手にひたすら嵐の二宮くんの話をし続けるという、謎の時間になってしまいました。

　こういうとき、交代人格が誰も出ていないからといって、主人格のｈａｒｕくんが出るということはまずありません。ｈａｒｕくんは自分が出たいときに出るけど、自分が「出なきゃいけない」ときに出るわけではないので。なんなら出なきゃいけないときに限って出てきません。

　交代人格が誰も表に出てこないときは、身体が疲れきっている場合もあります。ガソリンがほとんど残ってないことがわかっている車には、誰も乗りたがりませんよね？　たいして走れないし、ガス欠になったら面倒だから。そんなふうに、身体が起きている状態でコックピットが空席のとき、たぶん外から見るとわたしたちは放心状態みたいになってい

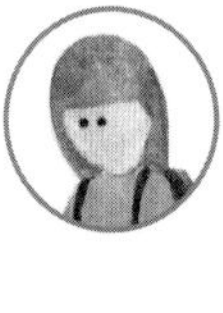

るんです。「それはマズいよ！」と、洋祐か圭一のどちらかが慌てて出てきて帰宅させ、ベッドまで連れていって寝かせます。というか、自分で寝るわけです。

あとで洋祐が話してくれると思いますけど、わたしたちは平日は仕事をしているので、日曜日には1週間分の疲れが一気に出てしまいます。完全に燃料切れして、丸1日眠り続けることもめずらしくありません。ベッド以外の場所で燃料が切れてしまうと途中で起きたくても起きられなくなるので、そうなる前にベッドに寝かせなきゃいけないんです。

ところで、わたしは交代人格の中で唯一の女性です。男性でも女性でもない悠《ゆう》ちゃんという子もいますが、少なくとも明確に女性なのはわたしだけ。だから男所帯に女の子がひとりみたいな状況で、それなりに苦労もしているんです。

たとえば男性陣には、雨が降っても傘《かさ》をささないという謎のルールがあります。春斗くんに至っては、むしろ率先してずぶぬれになろうとする。みんな「雨にぬれても家に帰ってからお風呂に入ればいい」という考え方だから、仮に傘をさしたとしてもさし方がひどく雑です。

それから夏場は、みんなでひたすらセミの写真をスマホで撮りまくるという奇行が、もはや風物詩になっています。写真を撮る係は洋祐で、セミを見つけるのは主に6歳の春斗くんという謎の連携プレーを発揮して、iPhone のカメラロールがみるみるセミで埋まっていきます。しかも、夜にセミを撮りにいくんです。夜だからあんまり鳴いていないセミを必死に探して、わざわざフラッシュまで焚《た》いて……もう、早くおうちに帰りましょうよ。

そのうえ、1枚撮れば十分なのに、何十枚も撮って厳選します。犬や猫なら表情やしぐさが変わるから何枚も撮るのはわかります。でも、セミですよ？　わたしとしてはおしゃれなカフェやスイーツの写真を撮りたいし、機会を見つけては撮っているんです。けれどそれを圧倒的に上回る勢いでセミの写真が押し寄せてくるので、iPhone のカメラロールが全然かわいくなりません。

虫といえば外でカマキリなんかを見つけたときも、彼らはじっくり観察するためにいったん家に持ち帰ってきます。でも、気が済んだらちゃんとリリースしてもらわないと困りますし、飼育なんてもってのほか。まあ、部屋に入ってきたハエやゴキブリを仕留めるのは圭一が得意というか、躊躇《ちゅうちょ》なく叩《たた》き潰《つぶ》していくスタイルなのでそれは助かるんですけど……。でも基本的に圭一とわたしはいつもケンカばかりしています。

圭一は、すさまじく潔癖《けっぺき》です。机の上に消しゴムのカスがあったら、卓上用のほうきとちりとりで掃除したうえでアルコール拭《ぶ》きする感じ。灯真は絵を描くのが好きだから消し

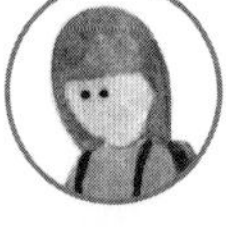

カスが出るし、航介《こうすけ》くんはロボットを作るから金属やプラスチックの破片が散乱することもあります。その破片を、圭一が出ているときに踏んづけて足に刺さったことがあって、もう激ギレですよ。

でも、いくら圭一が「掃除しろ!」と言っても、灯真も航介くんもいっこうに掃除をする気配がない。わたしは「スリッパ履《は》けば?」と思いながら見ていたんですけど、最終的に、灯真が出した「ロボット掃除機を買う」というプランが採用されました。さっそくAmazonで注文して、いま週2で稼働しています。といってもわたしたちは実家暮らしなので、仮に自分たちで掃除をしなくても、身の回りの世話はお母さんがやってくれるんです。

いま言った「お母さん」、それは「haruくんのお母さん」という意味で、わたしたちにとってはあくまで他人です。haruくん自身はお母さんのことを――過去にいろいろあったけれど――やっぱり肉親だし間違いなく大切に思っています。でも洋祐や圭一は、彼を家庭のトラブルからずっと守ってきた側なので、そういう意味ではお母さんに対して少し複雑な思いを抱いているのも事実です。洋祐も圭一も、そのことを自ら主張することはもちろんないし、わたしも含めて交代人格はみんなお母さんの前ではharuくんとして振る舞っています。一方のお母さんは、haruくんが解離性同一性障害と診断されていることは知っていますが、わたしたちが彼のふりをしていることには気づいていないみたいです。はっきりはわかりませんけれど。

誰でも「そこそこおしゃれ」に見えるために

圭一の潔癖エピソードはまだあります。圭一はお風呂に入るとき、わたしたち以外の誰かが浸かったあとの湯船には絶対に浸かれないんです。うちの場合、その「誰か」はお母さんしかいないんですけど、お母さんが先に入浴していたら、わたしたちはもったいないけどシャワーで済ませなきゃいけません。

ちなみに、お風呂に入るときは極力わたしが出るようにしています。そうしないと誰もお風呂上がりに化粧水をつけてくれないし、シャンプーしたあとのトリートメントすら忘れちゃうので。そうやって、圭一じゃなくてわたしがお風呂に入る場合でも、「湯船に浸かるのだけはやめてくれ」と圭一は言うんです。同じ理由で、わたしたちは温泉にも銭湯にもプールにも入れません。圭一としては更衣室に入るところからもう無理みたい。といってもわたしたちの身体は、胸を切除したので上半身は男の人と一緒なんですけど、下半身は手術していないから女の子のままなので、そもそも脱衣が必要な場所には行けません。

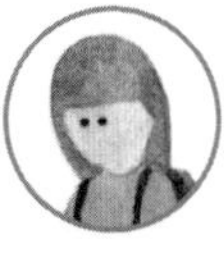

その点に関しては、たとえば事情を知らない友達に温泉とかに誘われたときなんかは「潔癖だから」という理由で断れるので便利なんですけど。

圭一の潔癖ぶりは徹底していて、ベッドに入るときは「必ず靴下を脱げ」といつも言うし、おにぎりも素手《すで》で握ったのは食べられないからラップをかけて握ってもらわなきゃいけません。そこまで徹底しているのに、なぜか自分の汗や汚れ、体臭とかには無頓着《むとんじゃく》です。

わたしは、夏場の満員電車に乗っているおじさんがどんな臭いを発しているのか、わたし以外の交代人格にも知ってほしいと常々思っています。でも残念なことに、13歳の悟くんは刺激に敏感だからわかってくれるけど、ほかは誰も気にしてくれません。わたしたちは男性ホルモンの注射を打っているので、脇汗も含めて汗をかく量も増えるし、体臭もちょっと変わってくるんです。いくらまだ若いとはいえ臭いのは絶対にダメだから、体臭と口臭には気をつけるようにわたしが厳しく教育しています。特に夏は汗を拭《ふ》くためのタオルとボディシートは絶対に携帯させますし、日傘をさせとまでは言いませんけど、日焼け止めは必ず塗ってもらいます。それから、着るものも汗染みが目立つグレーのTシャツとかは着させません。

最近、深緑色のTシャツを買ったんですけど、深緑もぬれたら色が濃くなるからやっぱり白が理想です。ただ、白いTシャツもユニクロのやつを着倒したらついに洗濯しても汗染みが落ちなくなったので、「黄ばんだシャツとか絶対ないから！」と言って捨ててもらいました。

Tシャツをはじめ、服を選ぶ係はわたしと灯真で、買うときはトップスもパンツも同じものを2セット買っています。毎日同じような恰好《かっこう》ができて、誰がどんな上下の合わせ方をしてもまともに見えるように。とりあえず下はジーンズかジョガーパンツなら上になにを着ても変じゃないし、上もなるべく無地の白シャツを選ぶようにしています。

みんなのお金の管理をしているのは圭一なんですけど、彼に服を選ばせるととんでもないことになります。本当に自分の外見に興味がなくて「それどこで売ってるの？」とびっくりするぐらいおかしな柄のシャツとかを平気で買ってきます。せめて無印良品かユニクロかGUにしてもらいたいんですけど、仮にGUに行っても「なぜそのシャツにわざわざそのパンツを合わせる？」みたいな理解不能なコーデに走るので、服を買うときは「圭一は黙ってて」と釘を刺したうえで、わたしと灯真で相談しています。

例外的にわたしの独断で選ぶこともあって、たとえば、わたしたちがいま使っているリュックがそうです。これは嵐の櫻井翔くんが二宮くんにプレゼントしたリュックと同じもので、メルカリで探して買いました。一応、完全防水なんですけど、念のためザックカバーは携帯しています。そうでもしないと、もしザーザー降りの雨の日に春斗くんが表に出

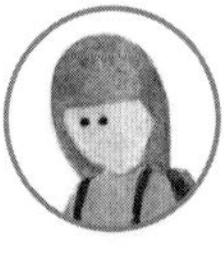

たりしたら全力でぬれにいくので。それは誰にも止められないし、もしリュックの中にパソコンが入っていたら目も当てられない。実際、以前バッグの中でiPod touchを水没させて壊した実績があります。その壊れたiPod touchは、航介ががんばって直してくれました。

わたしと圭一はぶつかりやすいけれど、このあいだ1度だけ意見が一致することがありました。わたしは嵐のコンサートに行くとか、二宮くんの追っかけ的なことはしませんけど、彼が出演する番組はできる限りチェックしています。そこでも、どの番組を見るかをめぐってだいたい圭一と対立するんです。でも、あるときテレビに映っている二宮くんを見ながら圭一がボソッと「二宮和也と俺たちって、染色体の数は一緒なんだよな」とつぶやいたんです。

要は、ヒトの染色体は23対で合計46本。そのうちの1対、性染色体の組み合わせは男性（二宮和也）はX染色体とY染色体が1本ずつ、女性（haru）はX染色体が2本だからそこはちょっと違うけど、ほとんど差はないと。「それなのに、なんで二宮和也と俺たちはこうも違うのか？」と圭一が言うので、わたしも「めっちゃわかる！」と共感するとともに、圭一にも二宮くんが特別であることはわかるんだな、と感心したんです。

でも、意見が合ったのはそのときだけ。普段は、圭一はわたしのことをなにもわかってくれない。いまわたしが「なにもわかってくれない」と言ったのも、圭一は裏で聞いています。聞いてるけど、なにも言わずに鼻で笑っている感じ。いっつもそう。

目を覚ますのは、誰？——多重人格あるある

ここからは、ぼくたちの一週間の生活について話そうと思う。2020年現在、ぼくたちは埼玉県にある「放課後等デイサービス」の会社で保育士として働いている。なお今年のはじめまでは、出勤するのは毎週月曜日のみで、火水木金は在宅でデスクワークをおこなうという勤務形態で、火曜日と金曜日は夕方から塾講師のアルバイトもやっていた。

いずれにせよ、そうやって平日は働いているわけだから、当然ぼくたちは毎朝決まった時間に起きている。このとき、これは多重人格あるあるかもしれないのだけれど、ぼくたちの中で〝誰が〟最初に目を覚ますのかは誰にもわからない。まあ、一応の傾向はあって、交代人格の中で比較的朝に強いのは、普段から早寝早起きを心掛けている13歳の悟くんだ。一方で深夜徘徊癖のある付《つき》くんは、夜ふかししがちだから早起きは苦手。一番ということはまずない。

語り手
洋祐

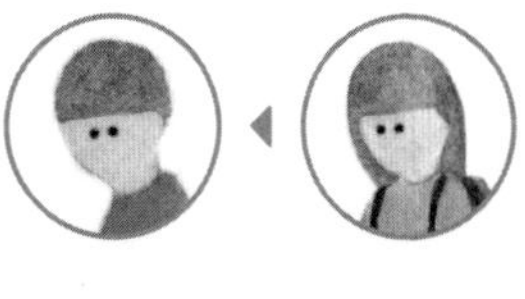

じゃあ、ぼくはどうかというと、誰かが起きたら自動的に起きてしまう感じなのだ。おそらく、これはぼくの役割が主人格のｈａｒｕを含むみんなを見守ることにあるのと関係していると思う。だから本当はまだ寝ていたくても、起こされてしまう。ともあれ、結果的に朝の当番は、だいたい悟くんかぼくが務めることになっている。

放課後等デイサービスの会社に出勤するとき、自宅のある上野から電車に乗っていくのだけれど、その役目はぼくか灯真が担当することが多い。灯真は「労働は悪」という信条を持っているので自ら進んで働くことは絶対にない。でも、職場まではちゃんと行ってくれるのだ。

ただし、灯真に会社まで行ってもらうためには、普段から彼のための時間を確保しておかなければならない。つまり、灯真は灯真で自分のやりたいことがあるから、それが満たされていない状態だと会社へ行くべき状況でも「やだ。行かない」と自分のやりたいことをやりはじめるし、ぼくたちもそれを止めることはできない。

それから、たとえば出勤中に6歳の春斗くんが表に出てくると「ここはどこ？」みたいに迷子になったり逆方向の電車に乗ってしまったりもするので、そうならないようにぼくか灯真が出勤を担当する感じになっている。一応、圭一も出勤しようと思えばできるのだけれど、彼はぼくたちの稼《かせ》ぎ頭《がしら》というか、在宅でのアプリ開発・運営なども含めて労働している時間が長いので、仕事に行くときはあまり出てこない。

○　○　○

「放課後等デイサービス」というのは、発達障害と診断された子どもが通う、小中学生のための学童保育のようなものだ。ぼくたちの主な仕事は学習支援で、相手が小学生であれば宿題を見たり、中学生であれば受験勉強の手伝いをしてあげたりしている。

また、曜日によっては英語で会話したり、人生ゲームなどで遊んだり、大掛かりな工作をしたりもしている。子どもたちは、そうやって曜日ごとになんらかの課題をこなしながら他者との接し方を学んでいく。それを見守るのもぼくたちの大事な役割だ。

ぼくたちが受け持っている子どもたちは、小学生が15人ほど、中学生が3、4人。小学生は昼過ぎから夕方6時まで、中学生は夜8時ぐらいまで預からせてもらっている。小学生が多いのは、やはりそのぐらいの年頃の子は成長段階にあり、教室でじっとしていられなかったり友達に手を上げてしまったり、まだ問題行動が目立つ場合が多いから。でも、成長するにつれて多動や衝動的な行動も徐々《じょじょ》に減ってくるし、実際、ぼくたちの勤める放課後等デイサービスを利用する中学生は、比較的落ち着いている子が多い。

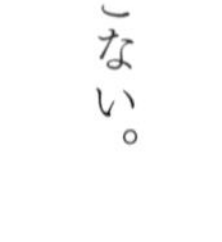

しかしながら、彼らは学習面ではかなり遅れをとってしまっていて、たとえば特別支援学校に通っているある中学3年生の子は、引き算のやり方を勉強している。もっとも、その子は進学よりも手に職をつけることを目指していて、他方でタイピングやPhotoshopの使い方なども勉強している。そのように、単純な学習以外の部分を支援するのもぼくたちの仕事だ。

そして仕事中は、だいたいぼくか主人格のｈａｒｕが表に出ている。けれど、先述した塾講師のアルバイトと同様に、数学や理科を教えるときは圭一に出てきてもらうことになる。ただ、圭一は子どもとコミュニケーションをとるのがあまり得意ではないので、本人としてはいたって普通に接しているつもりでも、ともすれば不機嫌に思われてしまうこともある。逆に、16歳の結衣ちゃんは子どもと仲よくなるのがとても上手。だから特に他者とのコミュニケーションが苦手な年少の子とやりとりするときは、できる限り女の子っぽくならないように注意しつつ出てきてくれる。

このように、各交代人格がそれぞれ自分の得意とするシチュエーションごとに入れ替わっている。つまり仕事中に主人格のｈａｒｕが出ずっぱりになることはまずなく、ぼくたち交代人格がｈａｒｕのふりをして仕事をしているわけだ。

一般的に「多重人格」というと、あるとき人格が豹変《ひょうへん》して別人のようになってしまうイメージが強いだろうし、フィクションの世界ではそういう演技が俳優さんには求められると思う。でもぼくたちは逆で、みんなで主人格のｈａｒｕを演じている。つまり〝人格が変わっていない〟という演技をしなければならないのだ。

加えて、先ほども触れたように、交代人格が表に出ているときのことをｈａｒｕはまったく覚えていない。だから彼に交代する際は、ぼくか圭一が「こういうことがあって……」と状況を説明する必要がある。やはり人格はひとつであるということにしておかないと職場で混乱が起きるし、普段の生活にも支障をきたしてしまうから。

とはいえ、交代人格が主人格のｈａｒｕを演じているのがバレそうになることもある。一番わかりやすいのは筆跡だ。そう、ｈａｒｕもぼくたち交代人格もみな筆跡が違うので、特に塾講師のアルバイトをしている最中に人格が切り替わるときは気をつけなくてはいけなかった。事実、過去に人格が変わったことに気づいた子がひとりだけいて、そのときはなんとか誤魔化《ごまか》したけれど、かなりひやっとした。あるいは、特に発達障害の子は勘が鋭いのか、ぼくと圭一が交代したときのわずかな雰囲気の違いを敏感に察し、不思議そうにしていた子もいた。

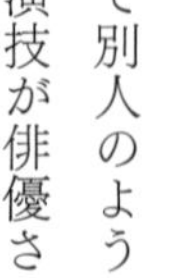

「疲れた……」に気づかない

放課後等デイサービスの仕事は、早ければ夜8時ごろには終わる。ただし、特に月の初めは子どもたちが帰ったあとにやらなければならない事務作業がたくさんあって、夜10時を回ることもめずらしくない。事務作業とは、業務日誌の作成や自治体に提出する書類の確認などだ。また、小学生の子どもたちは小学校まで車で迎えにいくのだけれど、授業が終わる時間が学校によって異なるのでその送迎ルートを毎月決めなければならない。

実は、そうした事務作業を効率化するシステムを、今年はじめまでの週4の在宅デスクワークで作っていた。それが適切かどうかを月曜日に現場の保育士のみなさんとチェックしたり、あるいは「仕様を変えてほしい」「こういう資料を作ってほしい」といった要望を聞いたりしていたのだ。現在は、そのデスクワークも週5勤務の中でおこなうようになっているのだけれど、正直、かなり消耗《しょうもう》する。よって、休みである土日のうち日曜日は完全に休養日にしている。

いま「消耗」と言ったけれど、ぼくたちはそもそも、自分たちが疲れていることに気づくのがヘタだ。体力をスマホのバッテリーにたとえると、普通の人なら100%から80%、

60%と減っていき、30%くらいになるころには「だいぶ疲れてるな」と感じると思う。けれどぼくたちは、残り３％くらいになるまで疲れていることに気づかない。言い換えれば、１００％のときと３％のときの疲労度が、体感的には変わらない。自分が空腹であることもお腹が痛くなって初めて気づくし、身体が震えてきて初めて低血糖になっていることに気づくレベルなのだ。

ただ、痛みに関しては個人差がある。ぼくたちが最も頻繁《ひんぱん》に感じる痛みは頭痛で、もともと偏頭痛持ちであることに加え、薬の副作用や気圧の変化によって頭痛になりやすい。そのとき、たとえば13歳の悟くんは刺激に敏感だから、すぐに「痛い」と言える。他方で灯真は鈍感だからまったく気づかないし、気づいたとしても「ま、いいか」とスルーしてしまう。そのくらい感じ方が違うのだ。

疲労に対して鈍感なのは、発達障害の特性に近いのだと思う。ＡＤＨＤやＡＳＤの人は、自分の身体に対して感覚が敏感すぎたり、逆に鈍感すぎたりするからだ。特にＡＤＨＤの場合は頭の中が常に忙しいというか、アイデアが次々と湧いてきたりいろんなことに注意が向いてしまうため、自分のことに気づけない。だからぼくたちはよく机の角とかに身体をぶつけたりするし、中学校3年生くらいまではバドミントンもできなかった。自分の身体とラケットの距離感がイメージできないのだ。

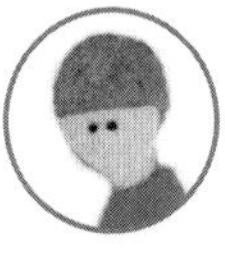

さて、先述したようにぼくたちは2020年のはじめまで、放課後等デイサービスの仕事とともに、週に2回、夕方5時から遅いときは夜9時半まで塾講師のアルバイトもしていた。そこでは小学生から高校生までの子どもたちを教えているので、担当する教科は国語、算数(数学)、理科、社会、英語の5教科になる。

塾のスタイルとしてはいわゆる個別指導塾で、生徒と1対1、ないしは1対2で指導をおこなうのだけれど、ぼくが受け持つ子たちの中には発達障害の子もいた。おそらくは、塾長がぼくたちの本業である放課後等デイサービスのことを知っているので、そういう子どもたちの指導を任せてくれていたのだろう。親御さんからも「不登校なんですけど、どうしたらいいですか?」といった相談を受けることもあったりして、ぼくらとしてもやり甲斐《がい》があるし、ありがたいと思っていた。

たとえばメインで見ていた小学6年生の子はADHDの診断を受けていて、小5の前半まで特別支援学級にいた。特別支援学級は一般学級と比べて勉強が2年くらい遅れてしまうのだけれど、やはりその子も特に社会と理科の勉強をほとんどしておらず、小5の後半から一般学級に入ったところ、まったく授業についていけなくなっていた。その遅れを取り戻しつつ公立の中学校に進学できるようにサポートし、かつ親御さんからは「単純な学力よりも思考力を伸ばしてほしい」との要望をいただいていたので、〝お勉強〟一辺倒にもならないように気をつけながら教える必要があった。

一方、中学受験を控えた別の小学生の子には受験対策をしているので、教え方は一様ではない。教える科目にしても、ある中学生の子は理数を中心に見ていたのだけれど、たまに「英語も見てほしい」と頼まれるし、テスト前は国社もついでに教えたりした。数学だけを教えていた高校1年生の子も、たまに物理や化学の宿題を持ってきたりするので、それらを見てあげることもあった。

そうやってイレギュラーな事態にも備える必要があるのだけれど、すでに述べたように圭一は理数に強く、他方で灯真は英国社に明るいので、適宜《てきぎ》人格をスイッチして対応していた。なお、灯真は「労働は悪」という信条の持ち主と言ったけれど、彼は人になにかを教えるのはけっこう好きらしく、だいたい「仕方ないなあ……」という感じで出てきてくれる。

ここまでの話でわかる通り、ぼくたち交代人格は〝記憶〟は共有しているけれど、〝知識〟は共有していない。つまり、圭一の理系の知識は圭一だけのものであって、灯真の文系の知識もまた灯真だけのものなのだ。ぼくに関していえば、圭一が知っている数式や灯

語り手
結衣

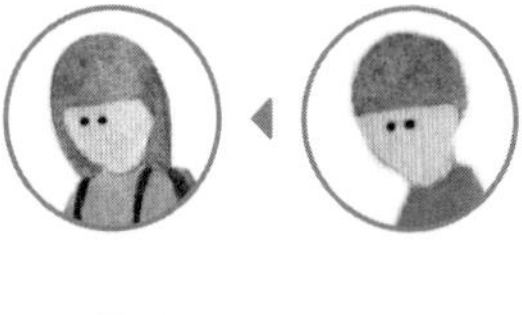

真が知っている英単語などはぼんやりと見えている、あるいは見覚えはあるけれど、それらの意味するところはよくわからない。だから当然、ぼくが彼らの代わりに数学や英語を子どもたちに教えることはできない。

1冊のノートから選挙まで――〝有識者会議〟システム

さっき、わたしたちの買い物について少し話しました。その買い物の中でわたしたちが一番たくさんお金を遣っているのは、本です。最初のほうで洋祐が、中性の悠ちゃんのことを「読書が好き」と紹介していましたけど、悠ちゃんに限らず交代人格はみんな本好きで、お給料はだいたい書籍代で消えます。一応、毎月のお給料から10万円は家に入れるとみんなで決めていて、残ったお金を本に注ぎ込む感じです。

みんなのお金の管理をしている圭一も、普段は財布の紐《ひも》をキツキツに結んでいるのに、本を買うときだけはユルユルで、彼の中には「本は値段を見ずに買う」という謎のポリシーがあります。圭一が買うのは基本的に理系の専門書で、さすがに8000円ぐらいになると若干躊躇するみたいですけど、4000円ぐらいまでなら迷わずレジに持っていきます。だから1回の本の買い物で1万円ぐらいはすぐに飛んでいきます。

本を買いにいくのは主に圭一が表に出ているときなんですけど、悟くんや春斗くんにもほしい本があるし、悠ちゃんがいたときには悠ちゃんのほしい本があったりするので、そういう声もちゃんと聞き入れています。だから本屋さんに行ったらほぼすべてのジャンルの棚を見て回ります。

たとえば悟くんは、最近はレンタルさんと物理の話で盛り上がっているので、その参考文献になりそうな、かつ読みやすい本を圭一が選んであげたりしています。当然、その本も専門書だからバカ高いんですけど。春斗くんも理系の本は喜びます。まだ6歳なのに圭一の英才教育を受けまくっていて、ちょっと心配です。この春斗くんと悟くんは、自然が大好きです。

悟くんはとても真面目で、何事にも丁寧に取り組むタイプ。家ではハーブを育てています。この前までカモミールやワイルドストロベリーやマロウをプランターに植えていたんですけど、いまはアロマティカスやミントに移行しています。ただ、夏場はあまりハーブを育てるのに適していないらしくて、その時期はマリーゴールドとかのお花を植えています。もう、植物への愛情の向け方がハンパなくて「雑草という名の草はない」という言葉が大好きです。たとえば河川敷《かせんじき》を散歩すると、どうしても草を踏んでしまいますけど、その草をも気にしちゃうレベル。それから以前、テレビでドラマを見ていたら草を刈るシー

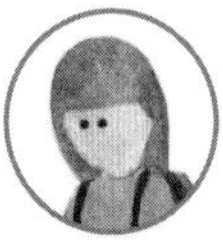

ンがあったんですけど、「あれは、オヒシバ」とか、刈られている草の名前を全部言っていました。わたしからしたら「なにそれ?」という感じなんですけど。

一方、春斗くんは昆虫が大好きで、外を歩いていると春斗くんが昆虫の名前を言うし、悟くんもそのへんに生えている草の名前を言うし。だから毎年、春になるとこのふたりがすごく喜びます。特に悟くんは2月くらいからソワソワしだして、梅が咲きはじめたら「次は桃」とか「春の匂いがする」とか、このときだけは饒舌《じょうぜつ》になります。タンポポにも種類がいろいろあるからそれを説明したり、四つ葉のクローバーを見つけるのが得意なので原っぱに探しに行ったりもします。

本の話に戻すと、悠ちゃんの要望もあって小説もたまに買っていて、わたしも東野圭吾さんや湊かなえさん、有川ひろさんといった有名な作家の作品はとりあえず読んでいます。でも正直、わたしは本よりも少女漫画が読みたいんですけど、だいたい圭一に却下されます。値段だけ見れば誰よりも安いのに!

買い物をするときは、本はもちろん、ノートを1冊買う場合でもみんなが自分の好みをめっちゃ主張します。わたしだったら「Campus はデザインがおしゃれじゃないからイヤ」だし、視覚過敏の悟くんは、真っ白なノートだと蛍光灯に反射して眩《まぶ》しいのでクリーム色が好み。圭一は「A5サイズが便利」「方眼ノートが使いやすい」らしいです。そうなってくると主人格のharuくんの一存では買えないし、全員分買っていたら出費が大変なことになるので、全員の意見を聞いて1冊に落ち着きます。というか、落ち着かせます。

「全員の意見を聞く」といっても多数決じゃなくて、誰かひとりでもなにかしら違和感を覚えたらその人の意見に耳を傾けて、みんなが納得できる結論を導き出します。このときharuくんは参加せず、洋祐がみんなの意見をまとめるんですけど、わたしたちはこの話し合いを〝有識者会議〟と呼んでいます。買い物以外でも、みんなでなにかを決める必要があるたびに有識者会議が開かれます。

　この有識者会議が一番荒れたのは、最近だと2019年7月の参議院選挙でしょうか。選挙のときは、いつも春斗くんのテンションがめちゃくちゃ上がります。たぶんテレビで選挙特番をやったりしていて、普段とは違う高揚《こうよう》感があるんでしょう。そんな春斗くんに、どんな政党があって、それぞれどんなことを公約にしているのか、圭一が全部教えてあげます。春斗くんは漢字が読めないから、圭一が新聞を読み上げたりして。

「新聞を読み上げる」といっても、実際に声に出すのではなく、圭一が頭の中で音読して

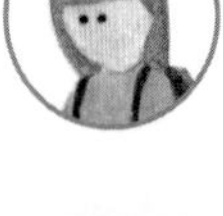

いるのを春斗くんが聞いている感じです。頭の中の声は、そのすべてを誰もが聞けるわけではないんですけど、聞きたいと思えばだいたい聞けます。わたしも自分では新聞を読まないので、圭一が読んでいるタイミングで「それどういう意味?」なんて質問したりします。

そうやって圭一が消費税とか憲法第9条とかいろんな話をしてあげるなかで、春斗くんは、たぶん主人格のharuくんが性同一性障害だからというのもあって、LGBTQに対して関心を向けていました。同じように、haruくんたちの仕事が子育てに関係しているからか、福祉関係の政策も知りたがっていました。

春斗くんはもともと民主党を支持していたんですけど、いつの間にか立憲民主党と国民民主党に分裂しちゃったから「なんでふたつになったの?」と憤《いきどお》っていました。それを圭一が「こっちの民主党はね」と違いを説明してあげるんです。春斗くんは、普段は有識者会議にはあまり出席しませんが、選挙のときは積極的に参加します。

その一方で、圭一が最も重視しているのは経済政策だったりするから、みんなそれぞれ投票したい理由が違うんです。だから各党の政策から過去の実績、各候補者の経歴までみんながわかるようにして、比例であれば政党で選ぶのか人で選ぶのかもみんなで話し合って決めます。

ひとつの意見に落とし込むにあたって、どうしても納得いかないという人が出てくることもあります。その理由を聞いていくのは洋祐がすごく上手です。たとえば悟くんはもともと無口なこともあって、言いたいことがあっても黙ってしまうことが多いけど、洋祐がうまいこと「悟くんはどう思う?」と振ってあげたりして。そうやってみんなから出た意見を洋祐がまとめて投票先が決まったら、それを主人格のharuくんに持っていきます。基本的にharuくんは承認しかしません。

ちなみに、この参院選ではharuくんが投票に行きましたけど、いつも彼が行くとは限りません。たとえば、わたしたちにとって初めての選挙はharuくんが19歳のとき、小池百合子さんが当選した2016年の東京都知事選でした。このとき投票したのは灯真です。というのも、どこで情報を仕入れたのか、投票所に一番乗りした人は零票《れいひょう》確認をするというのを知ったらしく「初めての選挙で絶対に零票確認をしたい」と言いだしたから。このときは都知事選ということもあり選択肢もそう多くなかったので有識者会議は短時間で終わったんですけど、投票に関しては灯真が「自分が行く!」と。だから当日ものすごい早起きして、投票所の前で投票開始時刻を待っていました。でも、灯真が投票に行ったのはそのときだけで、1回零票確認ができたら満足したらしく「もういい」と言っていました。

語り手
洋祐

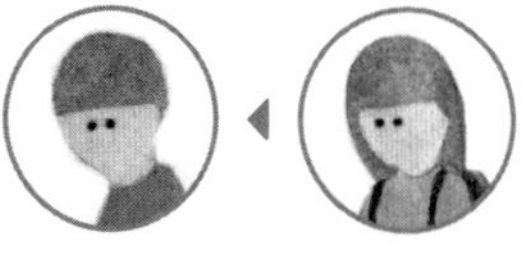

キーワードは「記憶」

本章の序盤でぼくたちの頭の中を図解で示したけれど、実はその見え方は人格によって異なっている。ぼくと圭一は俯瞰《ふかん》的に、なおかつテレビ画面や写真のように2次元的に見えている。でも、春斗くんや灯真にはまさに図で示したように3次元的に見えていて、結衣ちゃんはぼんやりとしか見えていないようだ。

じゃあ主人格のｈａｒｕはどうかというと、おそらく見えていない。これは、交代人格間では共有されている記憶が、ｈａｒｕには共有されないのと似ている。そのうえｈａｒｕは、彼自身が体験したことすらすぐに忘れていくので、ぼくたちはｈａｒｕがいまなにを覚えていて、なにを忘れているのかわからない。

今回、こうして本を作ってもらうにあたって、ぼくは〝記憶〟がひとつのキーワードになるのではないかと思っている。記憶は、誰にとっても生きていくうえで最も大きな軸になるはずだ。もちろん、日常生活を送るなかで誰かの名前をど忘れしたり、大事な約束を失念したり、酔っ払ったりして記憶をなくすことはあっても、それは一時的なもので、なにかのきっかけで「そういえばそうだった」なんて思い出すパターンもあるだろう。しかしｈａｒｕの場合は完全に記憶が消去されてしまうので、過去に経験したことであっても、いったん忘れてしまえば初めての経験として認識される。

　要するに、ｈａｒｕの記憶には連続性がない。自分の失恋や友達との別れ、誰かとの死別や取り返しのつかない失敗、なにかの折に見た風景、誰かが怒ったり泣いたり、笑ったりしていた顔、そのときの自分の感情、誰かがかけてくれた言葉……多くの人は、いま自分が立っている地点から過去を振り返ったとき、記憶の足跡が点々と残っているだろう。だからいまの自分があるのだと確かめられる。悲しいことでも嬉しいことでも、なんらかの出来事とそのときの自分の感情が結びついているから、記憶はその人の道のりそのものだと言える。

　でもそうじゃない日常を送っていると、生きている実感が薄れていく。事実、ｈａｒｕには生きることに対する当事者意識がなく、自分でもよく「無責任な生き方をしている」と言っている。それは決して自分を責めているわけではないと思うけれど、ぼくらからするとどうしようもなく刹那《せつな》的な生き方に見えてしまう。

　加えて、ぼくたち交代人格がｈａｒｕの代わりにすべてを覚えていられればいいのだけれど、そういうわけにもいかないのだ。ぼくらもぼくらでｈａｒｕと同じように記憶をな

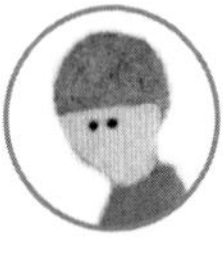

くす可能性は十分にあって、過去にも「仕事？　どこに行くんだっけ？」みたいな状況に陥《おちい》ったことが何度かある。こういうとき、交代人格みんなが一斉に忘れてしまうわけではない。一応、圭一とぼくがある種のバックアップをとっているような状態なのだけれど、圭一の記憶が抜け落ちてしまうこともあれば、ぼくの記憶が抜け落ちてしまうこともある。

記憶とは、今日まで生きてきたことを示してくれる証でもある。でも、ｈａｒｕはそれを徐々《じょじょ》になくしていて、だから彼は「本当にぼくは生きてきたんだろうか？」とよく言うのだ。「生きてきたらしい物証はあるけど、自分の記憶の中にそれはない」と。ぼくらからすれば当然、ｈａｒｕが生きてきたことは知っているし、そもそも彼が生きていなければぼくらも生きていないのだけれど、彼がそう思うのは仕方がない。

あるユニークな思考実験で、イギリスの哲学者で数学者でもあるバートランド・ラッセルによって提唱された「世界5分前仮説」というものがある。簡単に言えば、仮にこの世界が5分前にすべて作られたとしても、それを完全に否定することはできないという話なのだけれど、まさにｈａｒｕはこの仮説を体現しているように思う。いままでの自分の記憶がもし誰かに作られたものであったら……というか、彼は記憶をなくしてしまっている以上、ぼくたち交代人格の伝える情報がすべて嘘《うそ》だとしても、それを信じるしかないのだから。

最近、ｈａｒｕはレンタルなんもしない人の存在も忘れてしまった。悟くんと同様に、春斗くんもレンタルさんのことが大好きで、彼がレンタルさんの話をしていたとき、ｈａｒｕが真顔で「レンタルさんって、誰？」と言ったのだ。ぼくらは「嘘でしょ？」と唖然《あぜん》としてしまった。ｈａｒｕ自身が最初にレンタルさんを発見し、そして実際にレンタルした張本人であるはずなのに、レンタルさんをＴＳＵＴＡＹＡのことだと勘違いしているのだから。

あるいは以前、ｈａｒｕが恋人と別れたときも、別れたこと自体を忘れていた。その恋人は、ｈａｒｕと同時に結衣ちゃんとも交際していたから、結衣ちゃんが悲しんでいるのを見て、初めて自分も恋人と別れたことを思い出したというありさまだ。結衣ちゃんは大きなショックを受けていた一方で、同じく当事者であったはずのｈａｒｕは「へえ、そうなんだ」くらいの反応だった。けれど、記憶を完全になくすとはそういうことなのだ。

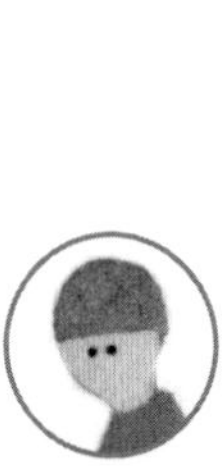

2. 個室がない

ぼくの中は、ぼくだけの空間ではなかった

診断名は「解離性同一性障害」

前章でぼくは、「〝記憶〟がひとつのキーワードになるのではないか」と言った。記憶とは、その人が生きた証だ。でもｈａｒｕには、記憶の連続性がない。そして現在も進行形で記憶をなくし続けている。

もちろん、自分の身に起きたことすべてを覚えている人なんていない。自分にとってつらかったことを忘れるという意味で、「記憶をなくすことは人間の防衛本能だ」などと言われたりもする。しかし、ｈａｒｕはつらかったことだろうと楽しかったことだろうと、等しく忘れてしまう。たとえばレンタルさんとのやりとりは楽しいことしかなかったはずなのに、その存在ごとすっかり忘れてしまっているのだ。あるいは恋人と交際していた期間にしても、ｈａｒｕは幸せそうだったのに――。

その恋人は、ｈａｒｕと同時に結衣《ゆい》ちゃんの恋人でもあり、性別は男性だった。そして、

語り手
洋祐

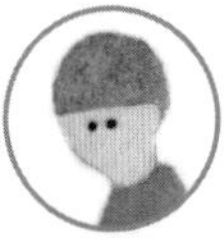

彼はぼくらが多重人格であることをわかったうえで付き合ってくれていた。ぼくや圭一《けいいち》にとって彼は友達の友達みたいな存在だったし、ｈａｒｕとも結衣ちゃんとも付き合っているからといって、二股をかけられていると感じたことはなかった。そもそもぼくらは全員合わせて〝ｈａｒｕ〟という人間であって、結衣ちゃんにしても「〝わたし〟を愛してほしい」ではなく「〝わたしたち〟を愛してほしい」と、あくまで複数形で考えていた。だから彼と会うときも、ｈａｒｕと結衣ちゃんのどちらが会うかで揉《も》めたこともなかったし、なんならぼくらが会うこともあった。

まあ、当事者である結衣ちゃん以外の交代人格は正直、誰が誰と付き合おうとどうでもいいし「どうぞご勝手に」と思っているのだけれど、結衣ちゃんとしては恋人にぼくや圭一たちの存在も認めてほしかったようだ。彼はものづくりを趣味にしていたので、圭一は「こういうの作りたいんだけど、どうしたらいい？」とアドバイスを求めたりしていて、それはなかなか便利そうでよかった。

そう考えると、元恋人はものすごく柔軟な考え方のできる人だった。じゃあ、なぜ別れてしまったのか。簡単に言えば、彼は彼で、ぼくらはぼくらでお互いにやりたいことがあって、相手のために時間を使うことが難しくなってしまったからだ。

彼としては、自分の時間を奪われるのも相手の時間を奪うのも嫌だったけれど、それを正直に伝えてしまうとぼくらが傷つくのではないかと我慢《がまん》していた。あるとき、その我慢が限界に達してしまったのだ。だからぼくらのことを嫌いになったというよりは、ぼくらのことを尊重するあまり別れるという選択をするに至ったのだろう。ぼくらも彼を尊敬しているし、幸せになってほしいと心から願っている。

○　○　○

いま「やりたいこと」と言ったけれど、それをぼくらが見つけ、実際にやれるようになったのはわりと最近のことだ。具体的になにがやりたいのかはおいおい話していくとして、そもそも主人格のｈａｒｕがいままでずっと生きづらさを感じていて、その原因もさっぱりわからなかったから、やりたいことどころではなかった。けれど、その理由が徐々《じょじょ》にわかってきたというか、ｈａｒｕ本人が納得できるようになってきたのだ。

整理すると、ｈａｒｕは16歳のときに性同一性障害の診断を受けている。それまでは、生まれ持った身体的な性別に対して違和感を抱き続けていた。心は男性なのに身体は女性、という状態からくる具合の悪さを抱えていたわけだ。

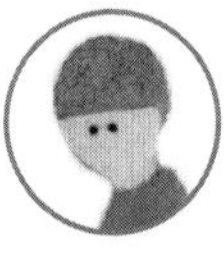

そして18歳のとき、今度は解離性同一性障害の診断を受けた。

実はこのときまで、ｈａｒｕは自分の中に複数の人格がいることに強く反発していた。まあ、誰だってそうだろう。小さいころから頭の中で誰かの声が聞こえていたとはいえ、交代人格のぼくが言うのもなんだけれど、自分がｈａｒｕの立場だったら相当混乱すると思う。自分の頭で考えてなにかを選び、行動してきたはずの人生が、知らないうちにほかの誰かが関わっていたとしたら。しかもその誰かがときどき自分に成り代わるのをコントロールできなかったら。そのうち、なにか怖いことが起きてしまわないだろうか、と。

けれど、診断を下したお医者さんはそのときこう言った。

「交代人格は、きみを支えるために生まれてきたんだよ」

ぼくらもｈａｒｕと一緒にそれを聞いていた。

その言葉のおかげで、この障害を受容できるようになったのだ。


ほかにもｈａｒｕは、小さいころから教室で自分の席にじっと座っていられなかったり、目の前のことに集中しなければいけないのに、それとはまったく別のことが頭に浮かんでくることをずっと気にしていた。当時からぼくや圭一がサポートしていたのだけれども、それにも限界がある。

しかしそれも、２０１８年の春、ｈａｒｕが21歳のときに発達障害――具体的にはＡＤＨＤの診断を受けたことで、集中したくてもできない理由がようやくわかった。ｈａｒｕが記憶をなくしやすいのは、解離性同一性障害の影響もあるのだけれど、そもそもＡＤＨＤの人は作業記憶が薄いことが多いという。たとえば電話で話している相手から「この電話番号にかけ直してください」と言われたとき、声を聞きながらメモをとることができない。耳で聞いてから手でメモをとるあいだに数字を忘れてしまうのだ。覚えられたとしてもせいぜい3桁《けた》が限界だ。聴覚情報を処理するのが苦手なので、テレビでドラマなどを見ていても、字幕がないから誰がなにを言っているのか正確にわからないこともあった。

そのような種々の生きづらさが絡《から》み合った結果、つい最近まで彼の心は「死にたい」という思いで溢《あふ》れていた。でも、医師の診断を受け、薬も飲みはじめてようやく落ち着いてきたというのがここ1年ぐらいで、いまはｈａｒｕ史上、最高に穏やかに生きていると言って間違いない。

生まれは、そこそこ〝圧《あつ》〟の強い家

さっき洋祐《ようすけ》が、ｈａｒｕくんとわたしの失恋のことを話していましたけど、わたしだっ

語り手
結衣

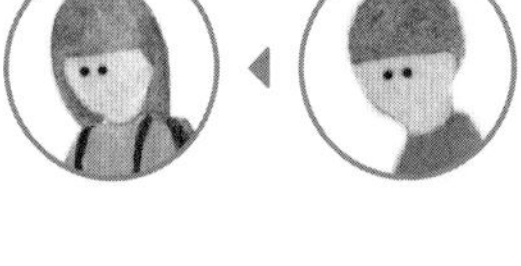

て、さすがに恋人と別れたことぐらいは覚えていてほしいなと思います。でも、わたしは「忘れる」ということは「覚えていたくない」ということだと思うし、harukunにとっては記憶をなくすぐらいショックな出来事だったんでしょう。まあ、洋祐も言っていた通り、harukunはつらかったこと以外も平気で忘れていくんですけど。それはしょうがないし、恋人とのことはわたしが覚えているからよしとします。

それはさておき、ここからはharukunがずっと小さかったころの話をします。harukunは、ざっくり言えば〝圧〟の強い家庭で育ちました。その圧を敏感に感じとっていたので、そういう意味ではたぶんいろいろと気を遣っていただろうと思います。ただ、彼にとってはそれが当たり前の環境だったから、果たして本人が自覚的だったかどうかはわかりません。

harukunは生まれてから小2のときに両親が離婚するまでは、両親と父方の祖父母と同居していました。そのとき、たぶんharukunのお母さんは、母親になりきれていなかったんです。というのも、harukunの両親はあまり子どもが得意ではなくて、だからharukunを妊娠したときも、中絶する方向で考えていたらしいんです。

でも、父方のおばあちゃんが「頼むから産んでくれ」「私が育てるから」と引き留めたのだそうです。それはharukunのお父さんがひとりっ子で、初孫の顔を見たかったというのもあったと思います。その結果、おばあちゃんがお母さんの代わりをしちゃったものだから、お母さんはすごく歳の離れたお姉ちゃんみたいな感じになっていました。そのいびつさもharuくんは感じとっていたんです。

おばあちゃんは「女の子は女の子らしくあるべき」という理想像をとても強く持っていて、ランドセルは赤しか考えられないし、haruくんが着る服もすべて決めていました。もちろん、おばあちゃんはharuくんが性同一性障害であることは知る由《よし》もなかったんですけど、彼にとっては余計なお世話でした。

おばあちゃんは常にピリピリしていて、たとえば朝ごはんを食べ終わったあとダイニングルームのドアをバーンと音を立てて閉めるか、ゆっくり閉めるかでその日の機嫌がわかりました。そういう圧に、haruくんは3、4歳からずっと晒《さら》され続けていたんです。彼にとってはそれが日常でしたけど、小さな子どもにとっては相当なストレスだったはず。お父さんは基本的に仕事で家にいないし、おじいちゃんはおばあちゃんに口出しできませんでした。

でも、haruくんが小学校のテストでいい点をとったときだけは、みんな笑ってくれました。

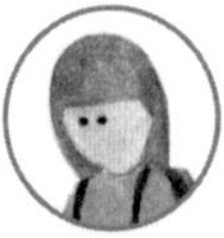

一方、母方の祖父母は対照的で、お母さんの実家に帰省したときは、おじいちゃんもおばあちゃんもｈａｒｕくんの自由にさせてくれました。たとえば服を買いにいって、ｈａｒｕくんは男の子の服がほしいけど、お母さんは女の子の服を着せたいとなったとき、おばあちゃんは「どっちも買えばいいじゃない。買ってから、好きなほうを選んで着ればいい」と言ってくれるんです。それはｈａｒｕくんにとって助けになりました。

ただ、お母さんと母方の祖父母との関係は必ずしも良好とは言えませんでした。たぶん、表向きは成績のいい孫をかわいがる祖父母に見えていたはずですけれど、実際はそう単純ではなかった。そのギャップもｈａｒｕくんにとってつらかったんじゃないかと思います。

そして、ｈａｒｕくんが小2のときに両親が離婚して以降、小3から小6までこの母方の祖父母と一緒に暮らすことになります。当時はかなり緊張を強いるような空気が漂っていました。

ちょっと脱線すると、母方のおばあちゃんは調理師の免許を持っているのに、料理が壊滅的にヘタなんです。お母さんが仕事で家を空けていたのでよく晩ごはんを作ってくれたんですけど、たとえばポテトサラダだったら、きゅうりをちゃんと絞らないからベチョベチョの液状になっていました。でも例外的に、おでんと巻き寿司だけはおいしいんです。

いま現在のおばあちゃんは当時ほどピリピリした感じもなくて、帰省したときはおでんか巻き寿司を作ってもらっておいしくいただいています。おばあちゃんはタブレットも使いこなしていて、haruくんがnoteに書いた記事も読まれていました。

haruくんが小6のときに、お父さんが亡くなります。小2のときに両親が離婚してから、お父さんとは月に1度会う約束をしていました。そのときのお父さんは、別人かと思うくらい、〝お父さん〟していました。動物園やプールに遊びにいったり、かまぼこの工場を見学したり。夏休みとか長期の休みのタイミングで会うときは、父方の祖父母も交えて泊まりがけでどこかへ行くこともありました。

理系へと舵《かじ》をきる

haruがいくつかの困難を抱えて生きていくなかで、ぼくたち交代人格はどのようにして生まれ、またharuはぼくらのことをどう受け止めたのか。

彼が交代人格の存在を明確に認識しはじめたのは高専の2年生あたりなのだけれど、中学3年のときに圭一が頻繁に現れるようになったことは、haruの人生にとって大きかったように思う。

語り手
洋祐

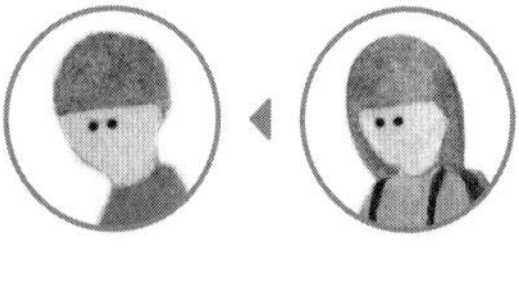

そもそも圭一が生まれた背景には、ｈａｒｕの理系への志向というか、願望があった。彼は中学に入学すると起立性調節障害と鬱《うつ》病を発症し、中2の春に不登校になる。それには、自分の性別に対する違和感を抑えきれなくなったことが大きく関係している。ｈａｒｕの通っていた中学には制服があり、彼の身体的な性別は女性だから、女子の制服を着なければならなかった。それが苦痛だったのだ。

女子の制服を着たくない。もっと言えばスカートをはきたくない。そう思ったｈａｒｕは、不登校だったあいだに制服のない高校への進学を検討するようになる。けれど彼の地元・兵庫には、自宅から通える範囲に、私服で登校できる高校はなかった。通信制高校という選択肢もあり得たけれど、世間体を気にする母に迷惑をかけたくないとの思いから断念する。そんな八方塞《ふさ》がりの状況で、高専の存在を知ったのだ。

「高専」とは「高等専門学校」の略で、中学校卒業程度の人たちを対象に、専門技術者の養成を目的とした約5年間の一貫教育をおこなう高等教育機関だ。高専1年生（高校1年生）から高専5年生（大学2年生）まで継続して専門分野について学ぶことができる。卒業後は就職する人もいれば、大学に編入したり、専攻科に進学したり、道もさまざまだ。全国で60校弱と数自体も多くないし、目指すものが決まっている人にはけっこう人気がある。

しかし、そこにも問題があった。高専は理系でなければ受験できないのだ。haruはもともと文系の科目が得意で、むしろ理系の科目には苦手意識があった。なおかつ、不登校になったことでさらに遅れをとってしまっている。おそらくは「理系の能力がないと高専は合格できない」というharuの強い思いが、圭一を生んだのだろう。事実、これまで何度か触れたように、圭一は恐ろしく理数の勉強ができる。できすぎると言ってもいい。なぜ彼がここまで理数に強いのか、正直ぼくにもわからない。

ともあれharuは高専受験を目指すべく、中2の夏休み明け、すなわち2学期から学校に復帰する。内申点も出席日数も3年次の成績と出欠が反映されるので、とにかく2年生のうちに遅れを取り戻す必要があったからだ。けれど、3年生になってすぐに受けた4月の模試では、苦手な数学で50点ぐらいしかとれず、それにショックを受けて猛勉強を開始する。特に夏休みはほぼ毎日塾に通い、1日10時間以上勉強していた。その後の模試で志望校の高専の合格点に達してもなお勉強の手を緩めなかったから、もはや勉強バカと言っていいだろう。

この期間、理数科目の勉強をしていたのは圭一であり、圭一が勉強したぶんだけharuは記憶をなくしていた。たとえば、haruからすれば自宅や塾で勉強していたらいつの間にか何時間も経《た》っているし、問題集を解いた覚えもないのに何ページも先に進んでい

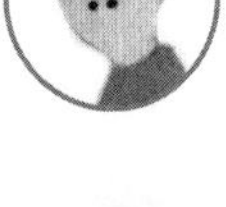

る。毎日の勉強のスケジュールも基本的には圭一が組んでいたのだけれど、ｈａｒｕは自分で組んだものだと思ってそれに従っていた。あるいは、中3になると模試やテストを受ける機会が一気に増えるけれど、理数のテストは圭一が受けるのでｈａｒｕにはテスト中だけ記憶がない。しかも、受けた記憶のないテストでなぜか高得点をマークしている。これをきっかけに、自分以外の〝誰か〟の存在を疑うようになったのだろう。

○　○　○

ｈａｒｕ自身はこのころから、将来はエンジニアを目指すようになっていた。それには、親の影響も少なからずあったと思う。ｈａｒｕの両親はともにシステムエンジニアで、父は彼が小6のときに亡くなってしまったけれど、母はいまなお現役だ。

母はもともと教員を目指していたそうなのだけれど、大学入試センター試験で失敗してしまった。そこで進路に行き詰まったとき、母の母、つまりｈａｒｕの祖母から「これからの時代はコンピュータだから」と専門学校に行くことを勧められた。先見の明というやつだ。専門学校を卒業した母はそのままシステムエンジニアとしてＩＴ系企業に就職し、ｈａｒｕを育てるためにいったん退職したけれど、夫が亡くなってからシングルマザーとして生計を立てるべく、12年のブランクを経て復職したのだ。母はバイタリティ溢れる女性で、いまでも有給休暇をとって山登りに行くくらいエネルギーがある。ただ、ｈａｒｕには「エンジニアはやめておきなさい」と言っていた。大変な仕事であることを身をもって知っていたからだ。

しかし、ｈａｒｕがなりたかったのは、システムエンジニアではなく、モノを作るエンジニアのほうだった。具体的にはヘッドホンの開発に興味があり、中3の夏休みに「ヘッドホンに関する音とメーカー別の周波数特性の比較についての研究」という自由研究をするくらい、のめり込んでいた。エンジニアになるという夢も、高専に行けば叶《かな》えられるかもしれないと思った。だから勉強にもいっそう身が入ったのだと思う。

さて、ｈａｒｕの受験勉強に関してはほぼ圭一がハンドリングしていたわけだけれど、実を言えば、圭一もぼくもｈａｒｕを合格させようという気は別になかった。圭一はただ勉強が好きなだけで、勉強することそれ自体に夢中になっていたし、彼の目的はテストで１００点をとることだった。ぼくはぼくで、ｈａｒｕ本人は受験のことを考えると鬱になりがちだったけれど、「別に高専に落ちても通信制なりフリースクールなり、ほかの選択肢もあるのでは？」と軽く考えていた。もちろん「ｈａｒｕが高専に行きたいならがんば

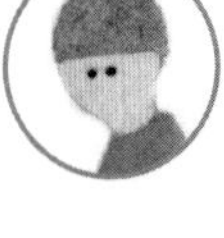

ればいい」と応援してはいたけれど。

担任の先生も、模試の結果にしても内申点にしてもまったく心配していなかったし「たぶん推薦で受かる」とも言っていた。けれどharu本人は気が気じゃなかったようだ。模試においては第一志望の公立の高専と、併願の私立高校、そして滑り止めの公立の普通科高校のすべてでS判定をとるのが目標だったし、偏差値75に達していないと不安だった。だからとにかくストイックに勉強に打ち込んでいた。

結局、haruは第一志望の高専に推薦入試で合格した。内申点は体育のみ4で、それ以外はすべて5だったので、全9教科45点満点中、44点ということになる。推薦入試で受かってしまったので、猛勉強していたのにもかかわらず学力試験は一切受けなかったわけだ。

ちなみに、第一志望の公立高専の推薦入試の結果が出たのは1月末で、同校の一般入試は2月下旬に予定されていた。他方で、併願の私立高校の一般入試は2月上旬に予定されていた。ぼくらとしては、本番は2月下旬の公立高専の一般入試だと想定していたので、2月上旬の私立高校も受けることにしていた。けれど、1月末の時点で合格が決まってしまったから、私立高校の受験料2万円をドブに捨てることになった。その2万円のことを、いまだに母から「もったいなかった」と冗談めかして言われることがある。

ともあれ、ｈａｒｕはその高専の電気系の工学科に女子生徒として入学した。

交代人格は、節目に生まれる

普通の社会では、春の新入学シーズンはどこか華やいで、そわそわするし晴れがましい。3月は別れの季節だけど、4月になればまた新しい出会いがあって、その時期ばかりは背筋がのびる。でも結局、夏ごろには慣れきって中だるみするし、気がつけば風が冷たくなりはじめ、あっという間に季節が巡って僕らは歳を重ねていく。

けれど、ぼくらの事情はちょっと違う。

最初に少し話したように、ぼくはｈａｒｕが2歳のときに17歳の人格として生まれ、それからずっと17歳のままだったけれど、ｈａｒｕがぼくの年齢に追いついてから一緒に歳をとるようになった。だから２０２０年現在、ぼくもｈａｒｕも23歳だ。

一方の圭一は、ｈａｒｕが15歳のときに2歳上の17歳の人格として生まれ、そのまま歳をとっている。だから圭一はいま25歳ということなる。おそらくぼくも圭一もこのままｈａｒｕと一緒に歳を重ねていくのだと思う。

ところでぼくと圭一、そして年齢不詳の灯真を除く交代人格は、年齢の若い順に生まれ

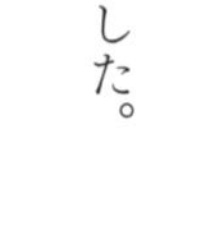

ている。その中で、6歳の春斗《はると》くん、13歳の悟《さとる》くん、16歳の結衣ちゃんの年齢に注目すると、みんな小・中・高の1年生に相当する。これは、ｈａｒｕが自分の性別のことで悩んでいたことの表れだろう。小学校では赤いランドセルを背負わされ、中学校では女子の制服を着なければいけなかったから。

高専では、先ほど話したように制服はなかったものの、テストの点数がよかったときに先生から「女の子なのにすごいね」と褒《ほ》められた。先生は無意識に、無自覚にただそう言っただけだ。高専で数少ない女子生徒のひとりが勉強に励んで成果を出したのだから。でもそこに含まれた「女の子なのに」という言葉は彼の息を詰まらせていった。そこでｈａｒｕが女の子であろうと一所懸命がんばった結果、結衣ちゃんが生まれたのだ。結衣ちゃんはかわいいものや甘いものが好きで、仕草も女の子っぽい。それはｈａｒｕがなろうとした女の子像でもあった。結衣ちゃんはある意味、ｈａｒｕの努力の結晶とも言える。

ｈａｒｕは、心は男性であるのに身体は女性であることに違和感を覚えていたけれど、成長すればそのうち心のほうが女の子になると思っていたらしい。なかなかそうならないのは自分の発達が遅いだけだと。でも、高専生になってようやくそれが決定的に無理だと悟って、あるいはあきらめた結果、解離が生じた。

いまのｈａｒｕは、胸を切除して男性ホルモンの注射を打っている。そして女の子である結衣ちゃんも、自分の身体が男性に近づくことに対して理解はしている。彼がそれで苦しんできたことを知っているぶん、彼女も折り合いをつけようとしているのだろう。

勉強も、リストカットも交代人格が肩代わり

洋祐も話していた通り、たぶん、ｈａｒｕくんが高専に行きたいと思ったことがきっかけで圭一は生まれました。つまり文系の自分は高専に行けないから、理系の人格が作られた。というか、本当はｈａｒｕくん自身が勉強しても理系に強くなったはずなんです。だけど、「それはぼくじゃない」と無意識に自分から切り離したのではないかと思います。

圭一は理系の勉強以外にもプログラミングもできるし、英語を読むのにも苦労しない。いろんな能力に恵まれているんですけど、それに対してｈａｒｕくんは「圭一はすごい」となら言えるんです。その理由は、圭一は自分じゃないから。本当はｈａｒｕくん自身が身につけたかった能力をあえて別の人格に託《たく》すことで、他者を褒《ほ》めているみたいな感じなのかもしれません。もっと言えば、ｈａｒｕくんはなにか能力のある自分も、なんの能力もない自分も受け入れられなかったんじゃないかな。

語り手
結衣

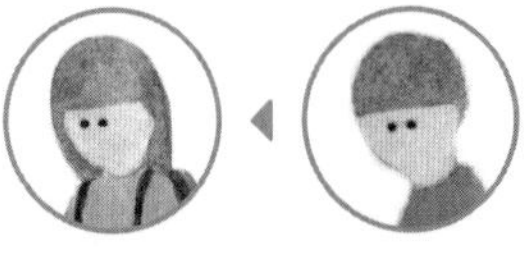

さっきの洋祐の話をちょっと補足すると、ｈａｒｕくんは小学校まで成績はよかったものの、中学校に入って自分の性別のことで悩んだり、新しい環境に馴染《なじ》めなかったりしてどんどん成績が落ちていきました。彼は自分には勉強しか取り柄がないと思っていたというか、小さいころから学校の成績さえよければ自分の存在を認めてもらえると感じていたんです。だから成績が落ちたら自分には存在価値がないと思い込むようになって、中２で鬱病と診断され、不登校になります。このタイミングで、14歳で中性の悠《ゆう》ちゃんが生まれました。

悠ちゃんは、ｈａｒｕくんの鬱がひどくなったら表に出てきてリストカットをしたり、睡眠薬や抗鬱薬の過剰摂取をしたりしていました。ｈａｒｕくんは、圭一に理系の勉強を肩代わりしてもらったのと同じように、悠ちゃんには自らを害する行為を肩代わりしてもらっていたわけです。でも、特に最近はｈａｒｕくんも含めてみんな穏やかなので、悠ちゃんが出てくることはほぼありません。もっとも、出てこなくなったからといって人格そのものが消えてしまうのではなくて、深いところに沈んでいくイメージです。役割として必要がなくなったからいまは沈んでいますけど、もしまた必要とされたら浮かんでくるかもしれない。

わたしたち交代人格は、悠ちゃんに対してネガティブな感情はいっさい持っていません。

でも、悠ちゃんが現れなくなったことそれ自体は、haruくんにとってはいい傾向なんだと思います。ちなみに悠ちゃんは文系で、繰り返しになりますが、小説を読むのが好き。具体的な小説家でいうと『リアル鬼ごっこ』を書かれた山田悠介さんのファンです。ホラーとかミステリーが好きなんだと思います。

haruくんが不登校だったのは中2のはじめから夏休みまでで、夏休み明けの2学期からまた学校に通いはじめます。それはお母さんに心配をかけたくないのと、高専に行きたいという気持ちももちろんありましたけど、さっきも言ったように当時のharuくんは自分に存在価値がないと思っていて、学校に行くのはそんな無価値な自分への罰だと考えていたところもありました。

そして、圭一だけじゃなくてharuくん自身も勉強をがんばって無事高専に入学して、わたしが生まれます。

花火大会がきっかけで生まれたわたし

haruくんは高専に入学してすぐ、たしか5月か6月くらいに先生から「女の子なのにすごいね」と褒められました。高専には女子生徒がほとんどいないので、女子がなにか

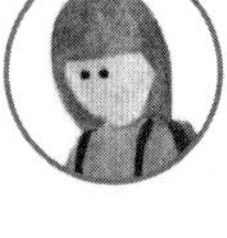

するたびに「女の子なのに」という言葉がつきまといます。ｈａｒｕくんはそれがすごく嫌で、さらに言えば、名字を「さん」づけで呼ばれるのも、下の名前やフルネームで呼ばれるのも苦痛だったようです。いまの名前に改名する前は、とても女の子っぽい名前だったので。

ただ、「女の子なのにすごいね」は私が生まれた直接のトリガーではなくて、わたしを作るための下準備みたいなものでした。

わたしの誕生日は、それからしばらく経った8月3日です。当時、ｈａｒｕくんには男性の恋人がいて、その年の8月6日に開催される花火大会をふたりで見にいく約束をしていました。このとき、ｈａｒｕくんは女の子用の浴衣《ゆかた》を着るか着ないかで葛藤《かっとう》しまくっていたんです。つまり、本心はどうしても着たくないけれど、恋人はｈａｒｕくんの浴衣姿を楽しみにしているからその期待に応えてあげたいと。

一応、その恋人はｈａｒｕくんが自分の性別に対して違和感を抱いていることは知っていたので、ｈａｒｕくんが浴衣を着なかったとしても咎《とが》めたりすることはなかったはずなんですけど、ｈａｒｕくんは女の子になろうとがんばって……そこでプツンと糸が切れてしまったんでしょうね。花火大会の3日前にわたしこと結衣が生まれて、当日もわたしが浴衣を着て花火を見にいきました。ｈａｒｕくんは、大好きな恋人と過ごした花火大会のあいだ、1度も出てきませんでした。

でも、女の子でいることが求められる場面でいくらわたしが代わりに表に出ても、結局、ｈａｒｕくんは耐え切れなくなって、9月くらいに病院に通いはじめ、そこで性同一性障害と診断されました。

わたしは8月3日生まれと言いましたが、わたし自身の一番古い記憶はもう数日だけさかのぼります。そのときｈａｒｕくんは、インターネット・カフェで性同一性障害のことを調べていて、パソコンのディスプレイを見ながら声を殺して泣いていました。もし自分が性同一性障害だと診断されたら、男性として生きていくためには手術をしたり戸籍を変更したり、高いハードルがいくつも待ち受けている。それらをどうやって乗り越えたらいいのかわからなくて、怖くて、ひとりでボロボロと涙を流して震えていました。と同時に、ｈａｒｕくんは「なんでぼくは女の子になれないんだろう?」と強く悔しがってもいました。もし自分の心が発達して女の子になれば、そんなハードルは消えてなくなるのだから。

そういうｈａｒｕくんを間近で見ているので、彼が「胸をとりたい」と言ったときも、わたしとしてはやっぱり寂しかったんですけど、そうすることで本人が楽になれるのであ

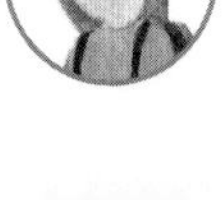

ればそれでいいと思いました。ｈａｒｕくんの人生を生きているのはあくまでｈａｒｕくんであって、わたしではないので。

男性ホルモンの注射にしても、声が低くなったり、病気のリスクが上がったり、生殖器の機能が落ちたりもするんですけど「別にいいよ」って。ｈａｒｕくんは自分の声も嫌いだったというか、女性の声なので人前で声を出すのが嫌だったんです。でも、男性らしい声になることで彼が前を向いて生きられるのであれば、わたしはそれも受け入れます。

本音を言えば、もっと女の子っぽい服を着たりかわいい下着をつけたりしたいです。だけど、とりあえずダサい恰好《かっこう》をしさえしなければＯＫです。

ところで、わたしはｈａｒｕくんが16歳のときに生まれたのに、なぜそれ以前のｈａｒｕくんのことを知っているのか。洋祐から聞いたというのもありますけど、特に古い記憶については、脳の中にある本棚でｈａｒｕくんに関する記録を閲覧したという言い方が一番しっくりきます。わたしたちは過去の記憶も共有できるので。

わたしが生まれた話のついでに……と言ったら失礼かもしれませんけど、もうひとり交代人格を紹介しておくと、ｈａｒｕくんが高専の2年生のときに、17歳の航介《こうすけ》が生まれました。航介はよく電子回路をいじったりロボットを作ったりしている理系の男の子です。haruくんは高専に入学してからロボットを作る部活に入ったんですけど、進級したら先輩がいなくなってしまい、後輩が入ってきたときにリーダーにならざるを得ませんでした。部員をまとめたり、顧問の先生とのやりとりをしたり、チームリーダーにはつきものの仕事とは言え小さなトラブルも重なったようで、その責任がharuくんにとってはしんどすぎて航介が誕生したんだと思います。

航介はけっこう謎の行動を起こす子で、最近はスタンガンを作りました。インスタントカメラの「写ルンです」を分解して、その中にある回路と自分で作った回路をつないで、1・5ボルトの単三電池を2本直列につないで3ボルトにして、その電圧を3万ボルトまで上げられるようにしたんです。わたしからすれば「それ必要？」みたいな感じですけど。

あるいは以前、わたしはTwitterのフォロワーさんからアイドルのコンサートで使うペンライトをいただいたんですけど、そのペンライトは遠隔操作で勝手に色が変わるんです。それに航介が興味を示して、わたしが部屋に飾っておいたペンライトがいつの間にか分解されていました。航介は「中の回路はこうなってて……」と全部説明してくれたんですけど「いや、知らんし」という感じです。

そのあと「スマホから無線を飛ばして光るようにしたい」とか「色を5色に変えたい」

語り手
洋祐

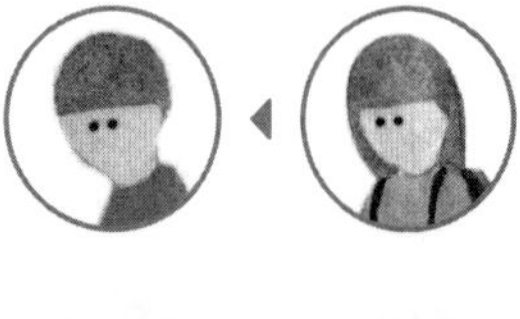

と言いだして、どうやら技術的には可能だということがわかったらしいんです。でも、それを作ったところで使い道がないことに気づいたようで、分解したまま放置していました。「え？　作るなら作ってよ！」と思うんですけど、そうやってなにか作りたいものができたときに航介は出てきます。

そして戦乱の時代へ

結衣ちゃんも話していたけれど、ｈａｒｕは高専の1年生の夏から病院に通院するようになり、心理士による心理検査の結果、性同一性障害であるとの診断が下された。そして母親同席のもと、医師の診断書および学校への配慮内容を記した意見書を発行してもらった。その診断書と意見書を持参してスクールカウンセラーに相談し、そのうえで担任の先生に性同一性障害であることを伝えた結果、男性らしい通称名の使用許可などを得ることができた。そして2年生からは正式に男子生徒となり、裁判所で改名もおこなった。ここに至ってようやく、ｈａｒｕは「学校が楽しい」と思えるようになったようだった。

この17歳のとき、ｈａｒｕは初めて自分の中にいる交代人格に声をかけている。また、彼の周囲の人間にも自分が多重人格かもしれないということを話している。つまり、ｈａ ｒｕ本人は自分が解離性同一性障害であることに薄々気づいていた。と同時に、それを認めたくないとも思っていた。

しかし、そうやって交代人格に声をかけたりした記憶もなくして3年生になろうというとき、ぼくたちに転機が訪れた。

母の転勤で、東京の高専に転校することになったのだ。

母としては、高専は5年制なので、ｈａｒｕが途中で転校するのを嫌がるかもしれないと心配していたらしい。でも、ｈａｒｕは電気系の工学科に在籍していたけれど、2年生の後半あたりから音響に興味を持ちはじめていて、ちょうど転校予定の東京の高専に音響工学を教えている先生がいたのだ。だからむしろ転校は歓迎すべき出来事だった。もっとも、転校が決まってから今度は圭一が無線工学にどハマりして、結局東京の高専では無線通信の勉強をすることになるのだけれど。

とにかく、3年生の春から東京の高専に通いはじめた。そして、その高専の先生がｈａｒｕの解離性同一性障害に気づき、専門医を受診するように勧めてきたのだ。

しかし、薄々気づいていたとはいえ、実際に医師の診断を受けると、今度は「たしかに頭の中で声が聞こえるし、記憶をなくすこともあるけど、そういう演技をしているだけなんじゃないか」と懐疑的になり、ｈａｒｕはなかなか障害と向き合うことができずにいた。

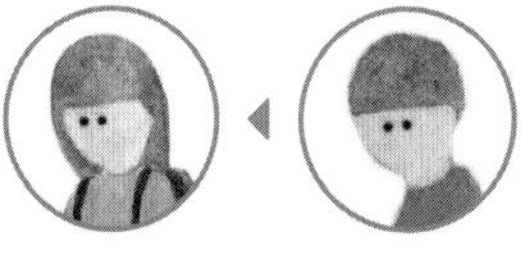

詳しくは後述するけれど、この時期はぼくらにとって〝戦乱の時代〟でもあり、haruも通院中のことを覚えていなかったりして記憶の消失が顕著《けんちょ》になっていたので、本人も解離性同一性障害だと認めざるを得なくなってきたという側面もあった。

ところで、ぼくはこの本の「はじめに」で、ぼくと圭一と年齢不詳の灯真を除く交代人格を、年齢の若い順に紹介した。彼らの年齢は、彼らが生まれた当時のharuの年齢と同じであり、その観点から見ると、17歳から19歳までの3年間に、haruは4人もの交代人格をつくり上げていることになる。いま思えば、これはharu自身も戦乱の渦中で苦しんでいたことの表れだろう。

性同一性障害をカミングアウト

haruくんが解離性同一性障害の診断を受けたときのことはよく覚えています。まず転校後の東京の高専で、担任の先生から「解離性同一性障害の診断書を持ってきなさい」と言われたんです。「そうすれば学校として正式に対応ができるから」と。このときharuくんは、よく記憶をなくしていました。言い換えれば、交代人格の誰かが頻繁《ひんぱん》に現れていました。それによって授業に支障が出はじめていたんです。

最初にわたしたちが行ったのは普通のメンタルクリニックだったんですけど、そこはいまいちだったので、より専門的な解離性障害の病院に通うことになりました。そこで初めて診断を受けたのはharuくん自身で、わたしたちも「どんな先生なのかな?」と気になって後ろで見ていました。すると、そのお医者さんはわたしたちの人格が交代するたびに「はじめまして」と言ってくれたんです。つまり、わたしたち交代人格の存在を当たり前に認めてくれた。それはけっこう大きかったです。

ただ、そのお医者さんはかなりスピリチュアルな方でした(ここだけの話、スピリチュアルに関心のある解離性障害の専門医も少なくないようです)。たとえば診察中に「宇宙霊」と口走ったり、haruくんの頭上を指さして「このへんに神様がいるのわかる?」とか聞かれたこともありました。悠ちゃんはそれが見えるようでしたけど、haruくんにはわけがわからないし、処方してくれた漢方のお薬もまったく効きませんでした。

結局、解離性同一性障害というものに対して理解のあるいい先生だったし、haruくん自身も自分の障害ときちんと向き合えるようにはなったものの、治療の仕方が合わなくて、haruくんの調子は改善されませんでした。そこでスクールカウンセラーに相談して、いま現在わたしたちが通っている病院に変えてもらいました。その病院は解離性同一

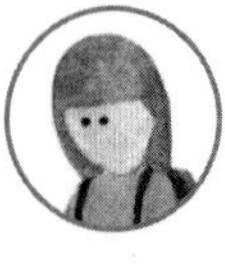

性障害だけじゃなくて、性同一性障害と発達障害の外来もありました。つまり、ｈａｒｕくんが発達障害だと診断されるのはもう少し先の話ですが、わたしたちの抱えている障害をまとめて診てもらえる大学病院なんです。いま振り返ると、この病院にたどり着くまでの道のりは長かったように感じますけど、同時にすごくラッキーだったと思います。

○　○　○

時系列が前後しますけど、ｈａｒｕくんは地元・兵庫の高専2年生のとき、性同一性障害であることをクラスメートにカミングアウトしました。というか、担任の先生から「カミングアウトするならクラス全員の前でプレゼンする場を用意します」と言われたんです。このとき、圭一がとても頼りになりました。

ほぼ男子の世界である高専にもスクールカースト的な階層は存在するし、それはわたしにもわかっていました。でも圭一は「まずカミングアウトするクラスメートの順番を決めよう」と。そのためにクラスの人間関係を観察して、影響力のあるクラスの中心人物は誰か、敵に回すと面倒くさそうな人は誰か、見極めようとしていました。そして、重要なのは味方を増やすことだから、まずはすでに仲よくなっている人から順に声をかけて、それからクラスの中心人物に伝えて、やっかいな人にはあえてこちらの弱みを明かすことで心を開いているように見せかけようとか、作戦を練りました。カミングアウトする手段も、口頭がいいのかメールがいいのか、相手によって変えていました。

その一方で、勉強もがんばる。テストの成績がよければ、クラスのみんなから一目置かれます。それがステイタスになるとは言わないまでも、少なくともテスト前に頼られる存在としていられるし、それも味方を増やすための地均《じなら》しの一環だと。圭一はそこまで計算していました。

クラスの人数は40人弱だったので、圭一は「過半数の20人を味方につければ十分だ」と判断し、そのタイミングでクラス全員の前でプレゼンしました。逆に言うと、残りの約20人は事前に伝えることはしませんでしたが、みんなほとんど大人の歳だし、気づく人は気づくだろうと。最後の最後まで気づかなかった人もいましたけど、圭一の戦略のおかげでトラブルなくカミングアウトできました。

失《しっ》踪《そう》宣言

２０１６年、高専の5年生になったとき、ぼくらは小学生から高校生が対象の塾講師の

語り手
洋祐

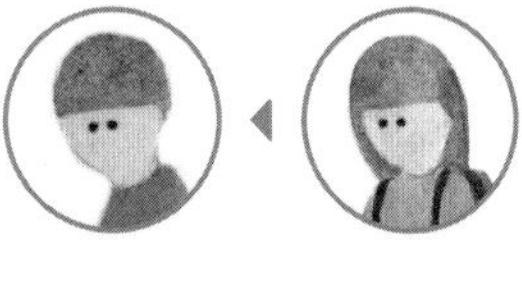

アルバイトをはじめた。このバイトは、本来は翌年の10月まで続ける予定だったのだけれど、9月の時点で灯真《とうま》か誰かが「もう無理！」と言いだしたため、バイト先には無断で辞めてしまった。先方にはぼくらが解離性同一性障害であることは伝えていなかったので、普通にバイトがひとり飛んだという扱いになっているだろう。本当に申し訳なく思っている。

２０１７年3月に東京の高専を卒業後、ぼくらは同じ高専の専攻科に進んだ。この専攻科というのは大学院までの橋わたしみたいな位置づけで、ここで2年間研究を続けて卒業すれば、大卒と同等の資格をもらえる。ぼくらも専攻科から大学院に進学するつもりだったのだけれど、4月から通いはじめて3日で飽きてしまった。

専攻科を休学したぼくらは、7月からある企業でインターンとして働きながらひとり暮らしをはじめた。このとき、ｈａｒｕは週5日で1日8時間働き続けることができないことに気づかされた。というのも、彼は家事と仕事のどちらも手を抜けない……いや、手の抜き方がわからないから両立ができないし、仕事中もいつ休憩していいかわからないのだ。たとえば学校であれば昼食をとる時間は決まっている。もちろん会社にも昼休みはあるけれど、全社員が一斉に弁当を食べたり食堂に行ったり社外にランチに出たりするわけではないから、自分がいつ昼食をとっていいのかわからない。そうすると、8時間ぶっ続けで働くことになる。当然、身体を壊すし、そもそも疲労を認知できないから倒れるまで身体を壊したことに気づけない。

このインターンシップでいっぱいいっぱいになってしまったことが、実は先の塾講師のバイトから逃げた件につながっている。

ぼくらがひとり暮らしをはじめた理由は、母親との関係が悪化していたからだった。より具体的に言えば、過干渉気味の母からｈａｒｕを守るためだった。当時、ｈａｒｕはすでに20歳を過ぎていたのにもかかわらず、母は「何時に帰ってくるの？」などと、ときにヒステリックに聞いてくるし、一度怒りだすと止まらない。おそらく更年期障害も入っていたと思うのだけれど、ひとまず距離を置いてクールダウンさせる必要があると、ぼくが判断したのだ。

そうやって距離を置くことの延長として、10月にぼくらは失踪《しっそう》した。失踪といっても、ちゃんと「失踪宣言書」を残している。母親からはいったん離れたいけれど、もしｈａｒｕがなにも言わずに姿を消したら絶対にめちゃくちゃ心配する。それはむしろ悪影響を及ぼすので、どうしたものかと考えていたときに、失踪宣言書なるものがあることをネットで知ったのだ。失踪宣言書とは、事件に巻き込まれたわけでも自殺したわけでもなく、自

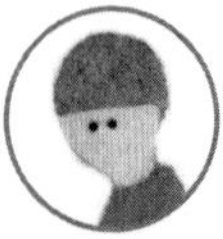

らの意思で失踪したことを明確にするための文書で、これを残しておけば警察への捜索願も受理されない。この失踪宣言書を書いたのはぼくと圭一で、ｈａｒｕ自身は失踪にはほぼ関与していない。

ちなみに、ぼくらの部屋探しに協力してくれたのは、ｈａｒｕおよび結衣ちゃんの恋人だった男性だ。彼が見つけてくれたアパートは北千住にある5畳のワンルームで、家賃は4万円。めちゃくちゃ狭かったけれど、朝からインターンで働いて夜は寝るだけだから特に問題はなかった。しかし、そのインターンも徐々にキツくなっていき、12月で退職する。このままだと家賃が払えなくなり、そうなると恋人にも迷惑がかかるので、失踪してからちょうど半年後の２０１８年4月に、ぼくらは母のいる実家へと戻った。以来、ぼくらは母とふたり暮らしを続けている。

失踪中の半年間で母もいろいろと思うところがあっただろうし、ぼくらもぼくらで完全にしこりが消えたとは言えないのだけれど、ｈａｒｕ本人は母のことを変わらず愛していることもあり、失踪前に比べれば母子仲ははるかに良好になっていると思う。

インターンを辞めた直後、ｈａｒｕは保育士の資格試験の勉強を開始している。並行して、２０１８年1月から公立の学童保育のバイトをはじめ、3月からは民間の学童保育のバイトも掛け持ちするのだけれど、どちらも長続きしなかった。特に後者はあからさまなブラックバイトで、3カ月も保《も》たなかった。加えて、この3月には休学中だった専攻科を退学し、翌4月に通信制大学の3年生に編入している。

先ほど話したように、この4月にぼくらは失踪をやめて実家に戻ったわけだけれど、同時にそのころｈａｒｕはＡＤＨＤの診断を受け、なおかつ保育士の筆記試験も受験している。この筆記試験に合格したｈａｒｕは、7月に実技試験を受け、合格。無事、保育士の免許を取得した。

さらに、8月には通信制大学のスクーリングで性同一性障害とＡＤＨＤをカミングアウトし、10月には圭一主導で「cotonoha」というアプリケーションの開発に着手している。

我ながら２０１８年はバタバタしすぎな、ほとんど衝動のみでみんなが動いていたような1年だったと思う。にもかかわらず、特に4月にＡＤＨＤの診断を受けて以降、ｈａｒｕのメンタルはかつてないほど落ち着いている。

ｈａｒｕくんのためにできること

語り手
結衣

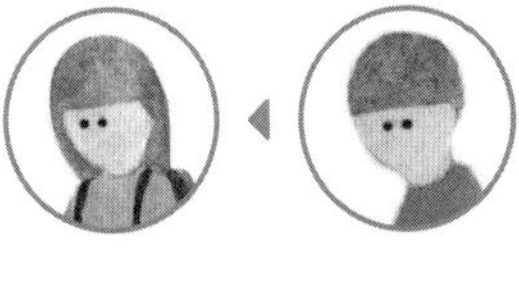

洋祐も言っているように、少し前までは主人格のｈａｒｕくんもわたしたち交代人格も

混乱していたんです。ｈａｒｕくんが、なかなかわたしたちのことを受け入れられなかったから。彼からしたら自分の知らないあいだにわたしたちに時間を奪われて、なおかつそのときの記憶もなくしてしまうのだから、当然といえば当然です。しかも、そうやって記憶をなくすのは当たり前のことだと思っていたけれど、18歳のときに解離性同一性障害の診断を受けるわけです。誰だって「当たり前」だと思っていたことが「障害」だと知ったら焦《あせ》るし、不安にもなりますよね。

東京の高専に通っていたときも、ｈａｒｕくんは毎日登校しているのに、途中で灯真とかが出てきて勝手にどこかに行ったり教室を抜け出したりしていました。そうすると出席日数の問題になってくる。それもあって先生から受診を勧められたんですけど、ｈａｒｕくん本人は「自分は一所懸命学校に通っているのに、なんでいつの間にかサボっているんだ」と自分のわからなさ、手に負えなさに落ち込んでいました。

一方、わたしたちはわたしたちで、病院に行ったら交代人格はみんな消されてしまうんじゃないかと恐れていました。でも、幸運にもその病院の先生は解離性同一性障害に理解のある方で、わたしたちには「きみたちを消すことはしない」と、ｈａｒｕくんには「交代人格はきみを守るために生まれてきたんだよ」と言ってくれました。

実際、交代人格はみんな優しかったし、主人格のｈａｒｕくんを恨《うら》んだり嫌ったりする人格なんかひとりもいません。でも、たとえばわたしたちが法を犯したりしてしまったらharuくんにも悪い影響を与えることもたしかです。だから病院に通うことで、わたしたちも自分たちが生まれてきた意味を再認識したというか「彼のために自分たちができることはなんだろう?」と改めて考えるようになったんです。なおかつharuくんも、徐々にわたしたちを信頼して時間を預けてくれるようになって、その時間があるからこそわたしたちも自分たちのやりたいことができる。

そうなったのは、もちろん洋祐や圭一は努力しただろうけど、運や環境の要素が大きいと思います。わたしたちのことを理解してくれるお医者さんや家族、勤務先の人たちがいるおかげであって、そういう周りの人たちも含めたみんながharuくんを支えてくれた結果なのではないでしょうか。

だから表舞台に立つべきなのはharuくんであって、わたしたちは常に裏方なんです。たとえばharuくんのTwitterのアカウントをわたしたち交代人格も使っていますが、絶対にツイート主の名前は書きません。それは、haruくんの中には複数の人格がいるけど、主役はあくまでharuくんで、わたしたちは彼をサポートしているだけだから。

わたしたちは裏方だから、当然、主人格を乗っ取ってやろうとか考える交代人格もいません。実は、乗っ取ろうと思えば誰でも乗っ取れるんです。それくらいharuくんは生

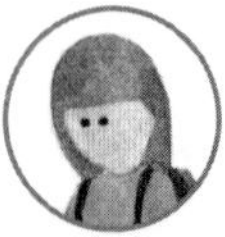

きることに対して執着がないので、普通に「どうぞ」と明けわたしてしまうでしょう。それなのに誰も乗っ取ろうとしないのは、ｈａｒｕくんがいままで生きてきたおかげでわたしたちも存在していられるし、この先もｈａｒｕくんが生き続けている限りわたしたちも存在し続けられるということをみんなわかっているから。

ｈａｒｕくんは記憶がなくなってもいいし、鬱になってもいいし、自殺したいと思ってもいいんです。なにをしてもしなくてもいいから、生きていてくれさえすればいい。そうである限り、わたしたちが全力で支えるから。だから洋祐はよくｈａｒｕくんに対して「生きてるだけで花丸」と言うんです。そんな関係性。

3. 時間もない

DID流ライフハックのススメ

多重人格の省エネ術

ｈａｒｕの中にはぼくを含めて12人の交代人格がいる。もちろん、12人全員が毎日均等に表に出てくるわけではないし、中にはほとんど出てこない人格もいるのだけれど、みなそれぞれに好きなものがあり、やりたいことがある。各々が全力でそれをやろうとするから当然、人間ひとり分の体力では保《も》たないし、寝る間を惜しんでやろうとするから睡眠時間も不足しがち。よく「1日24時間じゃ足りない」と言われたりするけれど、ひとつしか人格がなくてもそうなのだから、いわんや多重人格をや、である。

ぼくは、第1章でも話した通り交代人格みんなの見守り役で、この身体の体調管理も大きな役目のひとつだ。なので、シンプルに寝るべきときは寝るようにしている。とりあえずみんなにもちゃんと寝てほしい。

ｈａｒｕ本人は、ぼくらが出ているときの記憶が全部飛んでいる。だから自分は寝てば

語り手
洋祐

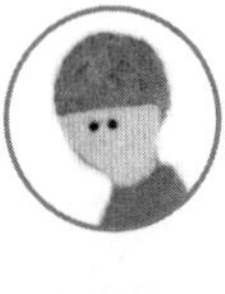

かりでなにもやっていないと思っている。けれど交代人格の面々は、たとえば圭一《けいいち》ならアプリを作ったり、悟《さとる》くんならレンタルさんに出された宿題をやったりと忙しい。特に悟くんは自分がやったこと、成果物をレンタルさんという他者に見てもらえることに大きな喜びを感じていて、それもあって彼は最近とても安定している。そうなると、ぼくらとしても悟くんの時間をきちんと作ってあげたい。それでいまは、24時間の中でみんながちょっとずつ時間を削って彼に割り当てられるようになった。

ライフハック虎の巻

そうは言っても、時間は限られている。

だから、いわゆるライフハックというものが必要になってくる。ビジネスパーソンに欠かせない、いかに作業を簡便に、効率よくおこなうか、というテクニックだ。そのためにぼくや圭一は、書店のビジネス書の棚に並んでいる自己啓発本の類いから、よさげなものを見つけては読み漁っている。そうやって外部から知識を仕入れないと、みんなのToDoリスト作りやスケジュール管理が追いつかないのだ。スケジュール管理とは、各々がやりたいことをやる時間を確保するためのルーチンを決めておくことであり、それによってぼくらの生活もよりよいものになっていくとぼくは考えている。

ぼくらが自分たちの生活に対して大きく意識を変えたのは、２０１９年の4月からだった。このとき、ｈａｒｕは「放課後等デイサービス」の会社に正社員として入社したのだ。仕事をするうえでなにが一番大事かといえば体調管理であり、決められた時間に安定して働き続けるためには、身体も情報もみんなでうまく共有していかなければならない。もちろん、アルバイトであってもそうした責任は発生するのだけれど、ぼくらがそれに気づいたのは社員になってからだった。

いまのぼくらにとって、体調管理にわかりやすく直結するのが薬と食事だ。薬に関しては、なんの薬を飲むかは主治医の指示を仰ぐけれど、もらった薬を飲む時間に誰が表に出ているかはわからない。だからいつ飲むのか、忘れないように「ルール」を決めている。これまではルールなんて、校則や門限みたいに一方的に上から決められて、嫌々守るきゅうくつなものだと思っていた。けれどいまや不可欠だ。あらかじめ決め事にできることは全部決めておく。といっても薬を飲むのは朝晩の食後なので、ごはんを食べる前にテーブルの上に薬を置いておく程度だけれど、そうしないと絶対に飲み忘れるのでこれだけでもだいぶ違うのだ。

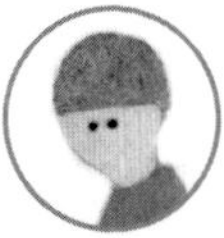

朝ごはんは、できる限り母と一緒に食べることにしている。haruもぼくたち交代人格も食事をとるという行為にあまり関心がないので、放っておくと誰もごはんを食べないときもある。でも、朝ごはんを抜いてしまうと必ず低血糖になって潰《つぶ》れてしまう。だからとりあえず、なんでもいいから口に入れてエネルギー補給をしている。

平日、放課後等デイサービスの会社に出勤するのは午後からだけれど、午前中はいろいろとやることがある。メインは大学の勉強なのだけれど、朝起きてからしばらくのあいだは、悟くんの時間だ。彼はハーブを育てていて、雨が降っていなければ必ずそのハーブの世話をするのが習慣になっている。そういう時間をとってあげることで、悟くんはひと息つける。彼は朝の静かな空気が好きで、その中で植物と向き合う時間をとても大事にしているのだ。

その一方で、ちょっと前に結衣《ゆい》ちゃんが「腹筋を割りたい」と言いだした。彼女は、本人も言っている通り嵐の二宮和也が大好きなのだけれど、彼以外にも新たに〝推《お》し〟ができたらしい。その推しというのがとある小劇団の俳優さんで、いつになるかわからないけれど、その劇団の公演を観にいくときまでに腹筋を割るという謎の宣言をした。だから、大学の勉強をする前に、いまは結衣ちゃんが筋トレやストレッチ、体幹トレーニングなどをする時間を設けている。

先ほどから「大学の勉強」と言っているけれど、ぼくらは２０１８年の4月に、主に心理学を学ぶ通信制大学の3年次に編入した。その勉強を午前中にしているのだ。

きっかけは、ｈａｒｕが保育士の試験科目のひとつである「保育の心理学」に関心を持ったことだった。この大学では心理学以外の科目も教えているので、ｈａｒｕだけでなく、圭一と結衣ちゃんとぼくも勉強をしている。ざっくり言うとｈａｒｕは心理学系、圭一は社会学系と法学系、結衣ちゃんは心理学系と教育学系、ぼくは3人がやらない科目を勉強している感じだ。

そうやって毎日違う人格が出てきてそれぞれの頻度で勉強をしていると、誰がどの科目を何ページ進めたのかわからなくなってくる。それを把握するために、勉強の進捗《しんちょく》具合はアナログの手帳で管理するようにしている。便利なアプリも出ているけれど、勉強するときは基本的には机に向かってノートをとっている。だからその延長で、アナログの手帳のほうが「今日はここまで進んだ」といったメモを残しやすいのだ。

タスク管理は圭一の腕の見せどころ

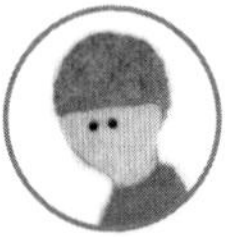

ライフハックについてぼくがいろいろ説明しているけれど、こうしたスケジュール管理に関しては、ほとんど圭一が仕切っている。黒幕と言ってもいい。彼は「いつまでになにを終わらせる」といったタスクをコントロールするのが飛び抜けて上手で、勉強面においては中学時代から常に主導権を握っている。ぼくも「圭一に任せておけば大丈夫だ」と信頼を置いている。

前に話したように、中学時代のharuが高専を受験するために猛勉強していたときも、圭一が陰でコントロールしていた。特に中3の夏休みは、毎日朝の9時から夜の9時まで塾で勉強していたけれど、そうすれば昼に1時間休憩しても11時間は勉強の時間が確保できる。そのうち塾の授業が入っていない自習時間は、圭一が60分もしくは90分単位のコマ割りと教科ごとのToDoリストを作って、エクセルで表にしていた。15歳の男の子の中に、優秀な指導教官、もしくは敏腕マネージャーがいるんだからなんとも心強い。もっとも、圭一はエクセルを使うのがあまり得意ではないので、指示をもらって表を作成したのはぼくなのだけれど。

2018年にharuが保育士試験の勉強をしていたときは、全9科目の筆記試験科目と、過去問題集および模擬試験の結果を一覧できる手書きの表を作って、どの科目が苦手なのかをひと目でわかるようにした。そのうえでカレンダーにToDoリスト、すなわちその日に勉強するべき科目を細かく書き込むことで、haruの勉強スケジュールを管理していた。

通信制大学でも同じように、圭一が科目ごとにToDoリストを作って、ぼくらはそれを黙々と消化していく。この大学では2週間に1度試験があるのだけれど、試験の前日までに試験範囲の復習を2周すると圭一は決めている。それが実現できるよう、カレンダーに各人格がその日に勉強するべきことを割り振ってくれるのだ。そして、そのToDoリスト通りに勉強できたかどうかもチェックを入れていく。ぼくらはみんな勉強が嫌いじゃないから、逃げたいと思ったことはないけれど、もし嫌になっても身体はひとつだから隙を見て逃げ出すことはできない。状況が変われば鬼監督になっていたかもしれない。

ちなみに、スケジュール管理のツールとして、ポストイットやチャットツールも試したけれど、次第に誰も書かなくなった。それより頭の中で「有識者会議」をしたほうが手っ取り早いし、いまのところはカレンダーに各々がするべきことを書き込むのが一番わかりやすい。

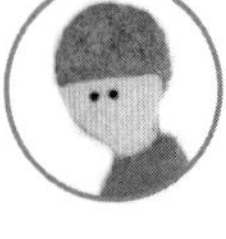

あと、情報共有とはちょっと違うけれど、スマホのアラーム機能は圭一が在宅で仕事をするときによく使っている。彼はつい根を詰めすぎてしまうので、休憩時間を知らせる意味でアラームをかけるのだ。ぼくらは疲労認知が苦手なうえに、ひとつの身体を13人でシェアしているのだから、誰かひとりが突っ走るわけにはいかない。働きすぎは禁物なのだ。

文系も理系もイケます

通信制大学が夏休みに入ったときなどは、勉強好きのぼくらはそれぞれなにを勉強するか、みんなで決めることになる。

最近は、また結衣ちゃんがレンタルさんのTwitterアカウントへのリプライとかを見て「日本人は読解力と語彙《ごい》力が乏しいんじゃないか」と言いだして、現代文と古文の勉強をはじめている。もし自分がなにか発信したくなったときに、文章力の拙《つたな》さが原因で間違った受け取られ方をされたら困るというわけだ。

結衣ちゃんが文系の勉強をしたがる背景には、ぼくらが高専出身で、理系の勉強ばかりしてきたというのもあるだろう。つまり、文系の勉強をやり直したかったのだ。なので、彼女は圭一が選んでくれた30日程度でできる薄めの参考書を解いたりしているけれど、ますます文系の勉強に興味を持ったらしく、今度は漢検2級の勉強も追加された。いったいどこに向かっているのだろう、とは思うけれど、勉強に没頭したり、手応えを摑《つか》んだときの喜びは知っている。だからその内容に口を挟んだりなんて、野暮《やぼ》なことはしない。

それから、悟くんはいま生物基礎とセンター物理の勉強をしている。生物に関しては、彼自身が植物好きというのもあるけれど、ぼくらは高専では主に物理と化学を専攻していたので、生物の勉強があまりできなかったのだ。センター物理に関しては、悟くんはレンタルさんから大学物理の宿題を出されるのだけれど、それとは別に高校物理のことも知っておきたいということで勉強している。このセンター物理も、やはり30日程度で終わる参考書を圭一が買ってきてくれた。

そんなわけで、最近は結衣ちゃんと悟くんが勉強する時間を多めにとっていて、たまに圭一が結衣ちゃんの勉強を覗《のぞ》いて「全然わかんねーわ」と言ったりしている。ｈａｒｕは現代文の「主人公の気持ちを答えなさい」といった問題が得意なのだけれど、交代人格は誰もわからない。だから「わかんないねー」と言いながら進めるのが、午前中の勉強の時間だ。

そうやって勉強できるように、午前中は外出の予定は入れないようにしている。ただ、

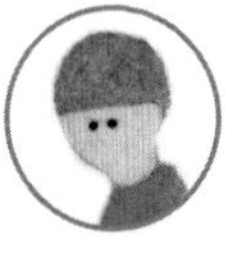

先日レンタルさんがぼくらの家に泊まったときは、その翌日に結衣ちゃんが「今日はレンタルさんがいるから勉強はお休みです」と宣言したことはあったけれど。

この午前中の勉強に加え、午後からは放課後等デイサービスの仕事や、かつては塾講師のアルバイトがあったりしたのでけっこうなハードワークに見えるかもしれない。けれど圭一の細かいスケジューリングのおかげで、いまのところうまくいっている。むしろ、ちゃんと午前中に勉強しておかないと調子が狂ったりするくらいだ。

午前中に時間が余ったときは、在宅仕事が残っていればそれをやるし、各々の趣味に割かれる場合もある。悟くんだったら、これは勉強と大差なく思えるけれど、趣味としてレンタルさんの宿題を黙々とやったりしている。あるいはロボット作りが好きな航介《こうすけ》が、Twitter のフォロワーさんからもらったペンライトを改造するなど、謎めいた時間になることもある。

ぼく（洋祐）が生まれたわけ

そもそも、なぜぼくは交代人格の見守り役、ないしはバランサーみたいな役割を担っているのか。それはぼくにもわからないのだけれど、なんとなくそうせざるを得なかったと言うほかない。あるいは交代人格の中で最初に生まれたのがぼくだったので、単に交代人格歴が長かったからかもしれない。ともすれば自分本位に生きてしまいがちな交代人格たちの中で、ぼくはそれを俯瞰《ふかん》ないしは監視する立場であり、人格が交代することによって困ったことになる主人格のｈａｒｕを助けてあげる立場であり続けた。

「自分本位」という言葉を使ったけれど、交代人格は全員、究極的にはｈａｒｕの人生を最優先すべきだということはわかっている。だから結衣ちゃんも言っていた通り、ｈａｒｕの人生を乗っとってやろうとか考える交代人格はいない。ぼくにしても、ｈａｒｕが彼の人生を一所懸命に生きているのは知っているから、それを乗っとろうとは思わないというか、正直、彼の人生を代わりたくない。

前にも話したけれど、ぼくはいまｈａｒｕと同い年の23歳だ。ぼくはｈａｒｕが2歳のときに17歳の交代人格として生まれ、彼が成長してぼくの年齢に追いついてから一緒に歳をとるようになった。だからｈａｒｕからしたら、頭の中で聞こえるぼくの声はずいぶん歳上に聞こえただろう。一方でぼくからすると、ｈａｒｕは歳の離れた弟のような存在だった。まあ、ｈａｒｕの性別は女性だけれど、はじめから妹ではなく弟として接していた。

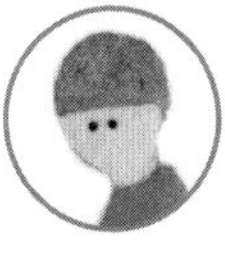

彼は彼で、ひとりっ子だったこともあり、兄がほしかったから自分より歳上の人格であるぼくを生み出したのではないかと勝手に思っている。

あるいは、haruは自分の中に兄を作ることで「男の子になりたい」という気持ちと折り合いをつけようとしたのかもしれない。そしてぼくとharuが同い年になった現在も、ぼくは依然として彼のことを弟のような感覚で見ている。

ちなみに、ぼくにとって最も古い記憶のひとつは、haruが保育園にいたときのことだ。そこで彼は、保育室内に並べてあったオマルを前に、ほかの園児たちと一緒にトイレトレーニングをしていた。ぼくはなぜかそれに対して羞恥心《しゅうちしん》を覚え、つい〈恥ずかしい〉と言ってしまった。本人はトイレトレーニングをがんばっていたのに、17歳のぼくが水を差すようなことをして、いまも少し申し訳なく思っている。

身内のひいき目のようだけれど、当時からharuは人のことをよく見ていたというか、人の機嫌に敏感だった。保育園の先生同士の仲のよし悪しとかをなんとなく察していたし、機嫌の悪そうな先生を前にぼくが〈いまはなにも喋《しゃべ》らないほうがいい〉みたいな忠告を彼にすると、〈そうだよね〉みたいな感じですんなり納得してくれた。

もちろん、ぼくとharuのやりとりは、ぼくからharuへ一方的に情報を伝えるかたちなので、彼がぼくに対して質問したり意見を言ったりすることはなかったけれど。

話は変わりますが、二宮くんについて。

わたしは「嵐の二宮和也くんが好き」と言い続けています。でも、実は推しの変遷があります。もともとわたしはアニメやゲームの2次元のキャラクターのオタクでしたけど、あるとき嵐にハマり、また2次元に戻り、再び嵐へ……と、二次元と嵐を行き来してきたんです。嵐のメンバーの誰を推すかにしても、最初は松潤（松本潤）だったのが、2次元を挟んで櫻井（翔）くんになり、また2次元を挟んでいまは二宮くんに落ち着いている感じです。そうやって推しに愛情を注ぐことによって自らのバランスを保ってきたところがあるというか、落ち込んだりしたときも推しを見ていれば元気になれる！

ただ、わたしはオタクを自認していますけど、貢《みつ》ぎはしないし、嵐のライブにも行こうとは思いません。

だって、もし嵐のライブにわたしなんかが行ったら現場の空気が汚されてしまうし、実物を目にしたわたしが心臓発作を起こして倒れちゃうかもしれない。そんなことになったら周りに迷惑がかかってしまいます。もう、推しが生きていてくれるだけで十分なんです。

語り手
結衣

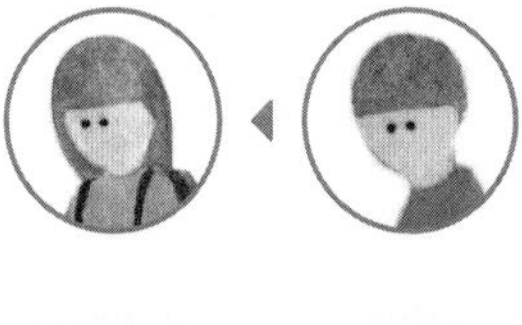

その一方で、二宮くんとは別の3次元の推しがいます。その人はとある小劇団に所属している大学生で、直接 Twitter のDMでやりとりもできるので、「これなら貢げるじゃん!?」と思ってひそかに貯金しているところです。たぶん、わたしは演技をする人に対する憧れが強くて、なおかつその演技を夢中でがんばっている姿を見るのが好きなんでしょう。だからその劇団員の人は、わたしの推しであると同時に尊敬する人でもあります。

じゃあ、そのDMでもやりとりできる身近な推しに、わたし個人として認められたいか、つまり「結衣」として認められたいかというと、また微妙なところです。なぜなら、わたしたちはみんなharuくんを助けるために生きているから。わたしたちは裏方であって、表舞台には立たない人間だから、基本はharuくんというひとりの人間として認められたいというスタンスで生きているんです。

もちろん、個人として認められたい気持ちがないといえば嘘になりますし、フォロワーさんから「結衣ちゃんに会いたい」と言ってもらえることもすごく嬉しいです。でも、そういう考えはわたしたち全員の生き方にはそぐわないんです。

haruくんひとりで生きられなかった世界を、みんなの力を合わせて生き延びる。それはとてもよいことだとわたしは思っています。わたしにしても、女の子として生まれながら男の子としての生活を送ることに対して戸惑いもあったんですけど、それはそれで一石二鳥みたいなところもあってけっこう楽しいから。

ｈａｒｕの心を共有する

普通「ライフハック」というと、「ライフ」は単数だ。だけどぼくらは複数だから、人格間での情報共有も必要になる。行動や記憶、そして感情についても。ぼくらは交代人格同士で記憶を共有できるし、結衣ちゃんが話してくれたように有識者会議で直接意見を交換し合うこともしょっちゅうある。

だけど、ぼくたち交代人格とｈａｒｕとの直接のやりとりはこれまで1度だけしかない。それはｈａｒｕが17歳のとき、初めて彼がぼくらに向けて声をかけたときだ。このとき、ｈａｒｕは「名前はなに?」と問いかけ、それに対して「圭一」と、圭一が答えている。以来、ｈａｒｕとぼくらのあいだで会話が成立したことはないけれど、ぼくらは彼の気持ちをよくわかっているし、わかっているからこそ、いまこうしてｈａｒｕに代わって彼のことを話してもいる。

ｈａｒｕの頭の中ではぼくや圭一や結衣ちゃんたちの声が聞こえているけれど、そうした声に対してｈａｒｕのほうから返答や問いかけなどがあることはない。彼からしてみれ

語り手
洋祐

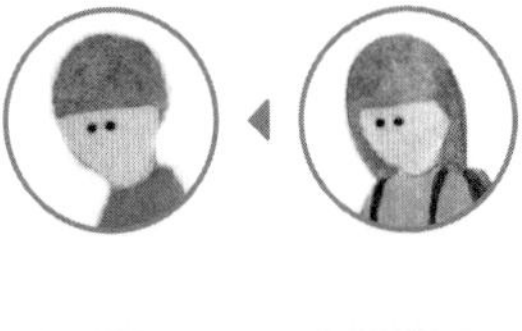

ば、ぼくらになにか言ったところで返事が返ってくるとは思っていないし、ぼくらからすれば、ｈａｒｕがなにも言わなくても考えていることがわかるから別に困らない。

長い時間をともに過ごした親しい友人同士なら、お互いに悩みを相談することだってあるだろう。だけどｈａｒｕはぼくらと記憶を共有できないし、有識者会議にも出席できない。それでも交代人格は全員、それが感情であれ思考であれ、彼から生まれるものはよくわかっている。

ぼくらはどうやってｈａｒｕの心身の不調を察しているのか。

ｈａｒｕの不調は、ぼくら交代人格にも表れてくる。

少し込み入った話になるのだけれど、たとえば春斗《はると》くんが泣いているとしよう。なぜ泣いているのか。その理由を突き詰めていくと、結局は「ｈａｒｕがなにか嫌な思いをしているから」ということになるのだ。交代人格の誰かが悲鳴をあげているということは、主人格のｈａｒｕになにかしらマイナスの思いがある。

よくｈａｒｕが学校に行こうとすると、灯真《とうま》が出てきて学校とはまったく違うところに行ってしまうことがあった。なぜ灯真が学校に行かないのかといえば、それはｈａｒｕ自身が「学校に行きたくない」という問題を抱えているから。ｈａｒｕが「学校に行かない」というアクションを起こせないから、灯真がそれを代行しているのだ。

さらにややこしいことに、ｈａｒｕが学校に行きたくない理由は、そんなふうにしてぼくらが突き止めることができても、彼本人はわかっていない。だから結局、ぼくらがそれを教えてあげるしかない。

ｈａｒｕの小さな変化

これまで話したように、ｈａｒｕは実年齢のわりには経験したことが多すぎて、そのぶん、キツい思いもたくさんしてきた。「思い」という表現が適切かはわからない。彼は自分が苦しんでいる理由がわかっていないし、もっと言えば苦しんでいることすらわかっていないこともあるからだ。

ｈａｒｕは、交代人格がなにかアクションを起こしているのはわかっているけれど、なぜそんなアクションを起こしているのかはわからない。だから自分の意識のないときに勝手な行動をとられた、なんて最初は感じていたようだ。そのアクションは、自分の感情に起因しているのに。

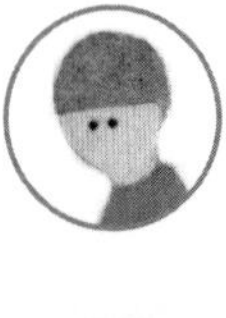

難しいのは、そのことに対して〈きみがこう思っているからだよ〉とｈａｒｕに伝えると、それはそれで彼は病んでいくのだ。だからいつも遠回しに、〈なにかモヤモヤしていることがあるんじゃないの？〉とひとつずつ聞いていく。

たとえば、ｈａｒｕが「学校に行きたくない」と思っていることを、ｈａｒｕ本人に認めさせたいときはどうするか。ｈａｒｕは「灯真がどこかに行ってしまうから、自分は学校に行けない」と思っている。けれど、「灯真がどこかに行ってしまう」という状況を作り出しているのはｈａｒｕであり、それがわかっていないのは彼本人だけなのだ。

それを気づかせるために、ぼくか圭一が〈今日はほかになにかしたいことがあったの？〉〈学校を休みたくなった理由があるかも〉などと彼に声をかけていく。すると、彼自身も自分の気持ちを探っていって、「ああ、僕も学校に行きたくなかったんだ」と初めて気づく。でも、まだその理由まではわからない。だから〈いつから学校に行きたくなかったんだろう？〉〈授業がつまらないのかな？〉〈友達が嫌なのかな？〉〈先生が怖いのかな？〉とひとつずつヒントのようなものを与えながら、ｈａｒｕが自分で理由を見つけられるように仕向けていく。言ってみれば自問自答の「自問」の部分をぼくと圭一で担当する感じだ。

その結果、彼にも徐々《じょじょ》に思い当たるフシが出てくる。たとえば「授業とか先生とか友達というよりは、教室そのものの雰囲気が苦手。圧迫感があって入りづらい」「スクールカウンセラーにも相談したけど、どうにもならなかった。だからまた悩んで余計に行きづらくなった」といった原因を導き出せるようになる。

　このように、ｈａｒｕの中にある得体の知れないモヤモヤしたものをひとつずつ解明していくというか、本人にわからせるという作業を、ぼくと圭一でおこなっている。ちなみにそういうとき、ほかの交代人格はへらへらしていてなにもしないのだけれど、まあ、それがぼくと圭一の役目だからしょうがない。

　ただ、そうやってぼくと圭一の声が聞こえているときはまだｈａｒｕの調子がいいほうなのだ。本当に鬱《うつ》状態になってしまったら、誰の声も彼には届かない。いまは薬を飲んでいることもあり、そこまでひどい状態になることはないけれど、以前はそうなることもちょくちょくあった。その場合は、とにかく休ませるしかない。それはｈａｒｕをベッドに寝かせるという意味でも、起きているときは交代人格が彼の代わりに表に出続けるという意味でも。そして、ようやくｈａｒｕが起き上がれるようになったときにぼくか圭一が〈なんで病んじゃったんだろうね〉と振り返るというか、彼に自分で振り返らせる。それは反省を促《うなが》しているのではなく、単に病んでしまった原因を確認させるためだ。

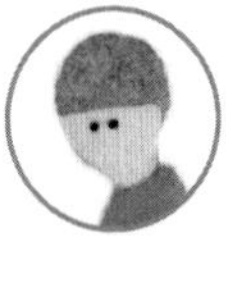

たとえば友達になにか言われたことがきっかけで病んでしまったのだとしたら〈それに対してどう思ったの?〉〈でも、その友達は本当にそういう意味で言ったのかな?〉〈冗談を真に受けちゃったのかもしれないね〉〈じゃあ、今度からはこう考えたらいいんじゃない?〉といった具合に、肉体的な休息のおかげで少し回復した彼に、ぼくと圭一でメンタルサポートをしていた。

haruは成長しているとは思う。

ただ、いったん鬱になるとなにもできないという点は変わらない。そこはぼくと圭一で引き続きサポートしているのだけれど、それこそ誰かになにかを言われたときの反応などは明らかに変わってきている。

たとえば、ウェブに掲載されたぼくらのインタビュー記事に対する批判的なコメントを見たときに「ま、いっか」とスルーできるようになったのもそのひとつだ。おそらく以前までの彼だったらドーンと沈み込む感じになっていただろうけれど、いまは「そういうことを言ってくる人もいるよね」なんて思えるくらいの余裕があるのだ。

感情は人格交代のトリガー

ぼくたち交代人格は記憶を共有しているわけだけれど、感情も共有している。そのとき、勝手にほかの人格に感情移入してしまうことがある。

それには個人差があって、ぼくは比較的、感情移入をしやすいほうだと思う。だからたとえば結衣ちゃんが悲しんでいたら、ぼくも悲しい気持ちになる。

春斗くんや悟くんは、悲しんでいる結衣ちゃんのことを心配はするけれど、彼女と同じようには悲しまない。

圭一は「へえ、そうなんだ」と、まるでドラマでも観ているかのような反応を示したりする。圭一はそのあたりはドライというか、彼はあまり周りに振り回されるタイプではないので、ほかの交代人格の影響を受けない。そんなふうに感情移入してしまう人格、感情移入はしないけれど寄り添える人格、我関せずな人格がいる。

主人格のｈａｒｕはというと、筋金入りの繊細なタイプにもかかわらず、たとえば結衣ちゃんが恋人と別れて悲しんでいるのを見ても、「へえ」程度にしか思わない。結衣ちゃんの恋人は彼自身の恋人でもあったのに。だから彼女と同じ悲しみを共有するわけではな

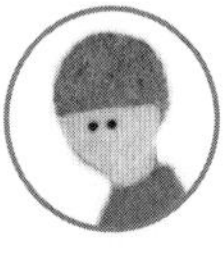

くて、あくまでも他人事であり、そういう意味では、そもそもｈａｒｕ自身が自分の感情のありように気づいているのかわからない。気づいたとしてもおそらく「嫌／嫌じゃない」「快／不快」くらいの大雑把《おおざっぱ》なものでしかない。

その中でも灯真は好き嫌いがはっきりしているというか、彼は就職説明会や面接、会議などスーツを着て行かなければならないような堅苦しい場が大の苦手だ。そして、ｈａｒｕがそういう場に行かなければならなくなったときに灯真が出てくる。これは、すでに触れた学校のケースと同じで、ｈａｒｕが「そういうところに行くのが嫌だ」という感情を抱いたことがトリガーとなって灯真が出てくるとも言える。

感情が人格交代のトリガーになるという意味では、13歳の悟くんは、たとえばお皿が割れて大きな音がした場合など、驚きや恐怖がトリガーとなって出てくることがある。また、恐怖と少し近いかもしれないけれど、19歳の圭吾《けいご》はぼくらの身になんらかの危険が迫ったときに、それから逃げる、あるいは守るために出てきてくれる。ありがたいことに、ぼくらの身に危険が迫るということはそうそうない。だから圭吾はほとんど出てこないのだけれど。

実は、ｈａｒｕは19歳のときに性被害を受けて心を病み、電車に飛び込もうとしたことがあった。おそらくは、それがトリガーになって圭吾が生まれたのではないか。

比較的おっとりとした気質のぼくらにとって、特に縁遠い感情は「怒り」ではないかと思う。ぼくたち交代人格はみんな怒らない。まあ、圭一はたまにカリカリしていることもあるけれど、特定の他者に向けて激しい怒りを覚えるようなことはない。結衣ちゃんも圭一に対して「腹が立つ」とか「怒っている」と言うけれど、あれは怒っているうちに入らない。

ぼくたち交代人格が「怒り」の感情に乏しいのは、そもそも主人格のｈａｒｕが怒るということをしないからだと思う。ｈａｒｕは、誰かからひどいことを言われたりしたときなどは、怒るより先に凹んでしまうのだ。

また、ｈａｒｕは怒り以外の感情も乏しいのだけれど、それは感情も一緒に解離させたからか、あるいは感情を手放すために記憶を手放しているのかもしれない。

これまで話してきた通り、ｈａｒｕはつらいことも楽しいことも等しく忘れてしまう。それは、彼がそうした記憶すべてを「いらない」と判断した結果だろう。ぼくらはｈａｒｕの記憶のバックアップをとっているけれど、彼の記憶のメモリはどんどん失われている。たとえば「cotonoha」アプリにしても、実際にプログラミングしたのは圭一だったとは

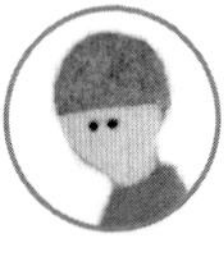

いえ、アプリの核というか、大袈裟にいえば思想とか哲学にあたる部分を開発したのはharu本人であるはずなのだ。それなのに、自ら開発した記憶も自覚もなければ、「『cotonoha』のおかげで救われました」みたいなことを言われても、あくまで彼の中では他人事で「へえ、そうなんですか」程度の反応しか見せない。

見られ方のコントロール

ぼくらの外見の話をすると、最近、ぼくらは髪の毛を金髪に近い、明るい茶色に染めた(赤になることもあるので、あくまで現時点で)。それを決めたのは灯真だ。彼はファッション担当というか、髪色や服装に関する決定権を持っている。結衣ちゃんもファッションにはこだわるほうだけれど、彼女はどうしても女の子の服を着たいという思いが強くなってしまうから、より中性的な服をチョイスできる灯真が自然とそういう役割を担うようになった。結衣ちゃんも灯真のセンスは信頼しているし、彼の選ぶ服に納得している。

なぜ金髪にしたかというと、灯真いわく「金髪にすれば人がぶつかってこないから」。要は、すれ違いざまにわざとぶつかってくる人がたまにいるけれど、金髪にしておけば避けて通ってくれるという謎理論が彼の中にはあったのだ。髪を染めて一番びっくりしたのはｈａｒｕだろう。目が覚めたら金髪になっていたのだから。ただ、灯真がいま言ったような発想に至った背景には、おそらくｈａｒｕの「人にぶつかられたくない」という思いもあっただろう。

髪を染めることにしたのは灯真だった。けれど、美容院に行くのは結衣ちゃんの担当だ。彼女は、もちろん髪形の仕上がりも大事にしているけれど、どちらかというとヘッドスパだったり美容師さんとのお喋《しゃべ》りだったり、美容院で過ごす時間そのものが好きなのだ。その美容院にはけっこう長く通っていて、女性の美容師さんに切ってもらっているので、そこでは結衣ちゃんも男の子っぽく振る舞う必要もない。ぼくもはたから見ていて、そこは彼女が彼女らしくいられる居心地のいい空間だというのがわかる。美容院に行くという行為は、結衣ちゃんにとってのご褒美《ほうび》みたいなものなのだ。だから、圭一とかが勝手にＱＢハウスで髪を切ってきたりすると、彼女は激しく怒る。

結衣ちゃん本人も言っているように、彼女と圭一はよく衝突する。このあいだも、圭一が「白Ｔシャツの丈の長さが気に入らない」と言いだして、無印良品で生成《きなり》色のＴシャツを買ってきたことがあった。結衣ちゃんは前々から「服を買うならせめて無印かユニクロ

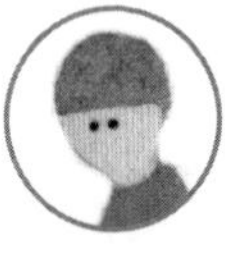

かGUにして」と口を酸っぱくして言っていたので、圭一としてはそこは守ったのだけれど、彼女としては「生成色は汗染みが目立つからイヤ」だと。結局、紺色のTシャツを買い直したところ、今度は結衣ちゃんが「これに合うベージュのパンツがはきたい。ちょっとルーズなやつがいい」と言いはじめ、いま灯真と一緒に探している最中だ。でも、ぼくらは毎日同じ恰好《かっこう》ができるように、服は上も下も2着買うのが前提で、なおかつ金額的な上限もあるので、ふたりともすごく迷っているようだ。すでに話した通りみんなのお金を管理をしているのは圭一なのだけれど、彼は服に関しては「着られればなんでもいい」という考え方なので、「買うなら早くして」と醒めた目で見ている。

結衣ちゃんと灯真が選ぶ服の条件は、いま言った以外にも家の洗濯機で洗えること、中性的であること、柄物ではないことが基本で、そのうえで「いま持っているアウターに合うか?」「スウェット素材がいい」といったさまざまな制限がその都度かかってくる。それらを掻《か》い潜《くぐ》って1着の服を探し当てたときは、喜びもひとしおだろう。実際、あるときはその服を買えたことが嬉しすぎて、そのまま着て帰ったほどだ。

ちなみに、その買い物をした日の夜、圭一と悟くんが、当時レンタルさんがTwitterでつぶやいていた『パラレルワールド・シアター』という映画をどうしても観たいと言いだした。ちょうどその日のレイトショーが最終上映で、帰りが遅くなるのでぼくとしては賛成しなかったのだけれど、このとき結衣ちゃんが「映画を観てもいいけど、その代わりに私にワンピースを買って。じゃないと私、帰るから」と交渉し、ワンピースを買わせたことがあった。だからこの日は結衣ちゃんにとってとてもいい1日になったのではないか。

ファッションは人をつくるから

さっき洋祐が話していたように、わたしはいま現代文と古文を勉強しています。もともと勉強はそんなに好きじゃないんですけど、必要に迫られてというか……「日本人なのに日本語が読めないのがヤバいな」と思ってしまったんです。それはレンタルさんのTwitterに反応している人の中に、彼の発言を誤読している人がたくさんいたからというのもあったんですけど、じゃあ、わたしには十分な読解力が備わっているのかなと。

加えて、わたしはオタクなのに、自分の推しに対して「尊い」以外の言葉が出てこないんです。それが歯がゆくて、語彙力も増やさなきゃいけないと思ったときに、現代文もいいけれど、古文はより趣《おもむ》きがあるように感じるから、勉強したらきっとなにかが変わるはずだと思ったんです。

語り手
結衣

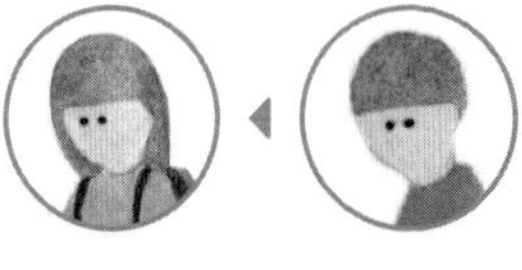

さらに最近は、漢検の勉強もがんばっています。「わたし、すごいがんばってる」と思いながら。常用漢字ばかりなので読むのは簡単なんですけど、全然書けない。たとえば「挨拶《あいさつ》」とか、読めるけど書けない漢字って世の中に山ほどあるんだな、と思い知りました。それから漢字の部首を答えなきゃいけない問題もあって、それもわけがわかりません。

もともとわたしは勉強が大の苦手でした。haruくんの交代人格として生まれてから今日までで一番つらかったことはなにかと聞かれたら「東京の高専に通っていたときに授業で代わりにノートをとらなきゃいけなかったこと」と答えるくらい苦手というか、嫌いでした。高専の数学や物理なんてまったくわからないし、わからない授業ほど退屈なものはないですよね。でも、きちんとノートをとらないと圭一に怒られます。「じゃあ、圭一が出てよ」という話ですけど、出てくれない。まあ、当時はみんながんばっていたので、「わたしもがんばろう!」と思ってはみたものの、一瞬であきらめました。わからないものはわからない。

そう考えると、理系と文系の違いはありますけど、少しは成長したというか、変われたんじゃないかと思います。

洋祐は洋服の話もしていましたけど、彼の言う通りわたしは灯真くんのセンスはめちゃくちゃ信頼しています。もう、圭一とは比べものにならないですから。圭一はチェック柄ならなんでもいいと思っているフシがあるんですけど「二宮和也が着るチェックと、あなたが着るチェックは違う」とわたしは言いたい。その圭一と、いまお金のやりとりをめぐって戦争中なんです。

洋祐も言っていたようにわたしはベージュのパンツを探しているんですけど、予算内だとなかなか見つけられない。予算はだいたいパンツ１本で１万円を少し超えるぐらいです。圭一からは「２本で２万５０００円に抑えろ」と言われていますが、わたしがほしいパンツは１本２万５０００円するんです。

「じゃあ、パンツ２本分の予算でその２万５０００円のパンツを買えばいいじゃない」と思う人もいるかもしれません。でも、それはダメなんです。わたしと灯真くんで２着ずつ「このトップスにはこのボトムスを合わせて」みたいな指定をしているので、パンツだけ１本増えちゃうと、圭一を筆頭におかしな合わせ方をする子が出てきちゃうので。

あと、これも一種のライフハックかもしれないんですけど、わたしたちは服を２着増やしたら２着減らすという、ミニマリスト的なシステムを導入しています。服だけじゃなくて小物とかもそうで、なぜそういうことをするかというと、ｈａｒｕくんもわたしたち交

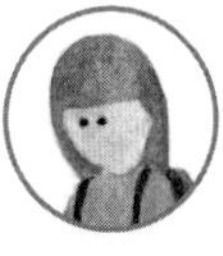

代人格も、みんな片付けができないから。片付けられないなら、モノを減らせというロジックです。

だから、誰かが勝手に捨てたりメルカリで売ったりして処分した服が、別の誰かのお気に入りだったりすることもあります。そういう意味では、無印やGUでいつでも買い直せるものが理想といえば理想です。

逆に、みんなから不人気な服もあって、たとえば以前、わたしがスキニーパンツを買ったのに、誰もはいてくれませんでした。「ストレッチ素材が好きじゃない」とか「ぴっちりしすぎて気持ち悪い」とか散々な言われようで、わたしとしては「そうですか……」と言い返すしかありませんでした。なので、そのスキニーは遠からず処分される運命にあります。

それでも、やっぱり贈り物の類いは捨てられません。最近、Twitterのフォロワーさんからのプレゼントでハンドクリームとかをいただく機会が多くて、そのハンドクリームのストックがめちゃめちゃ溜まっています。ありがたく使わせてもらっていて、使いきれないぶんはお母さんとおばあちゃんにおすそわけしています。なぜかおばあちゃんはキャラクターもののハンドクリームをすごく喜んでくれるんです。

プレゼントといえば、ついこのあいだ、フォロワーさんにピアスを買ってもらいました。

「これなら男性がつけても変じゃないだろう」というのを厳選したところ、有識者会議でも「つけてもよい」と折り合いがついて、本当によかったです。この場を借りてそのフォロワーさんにお礼を言いたいです。ありがとうございます。

記憶や感情の共有は大事ですけど、見た目も大事ですよね？　服も髪形も会うたびにバラバラだと、気が変わりやすい人なのかな、と思われますし。「変わっているのは人格だろ」と圭一からつっこまれそうですけど。

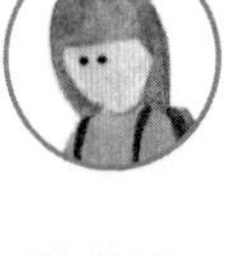

4. 頭数はたくさん

ぼくらは、主人格の浮き袋になりえるか?

コメント１０００件超えの重み

２０１９年夏、ハーバー・ビジネス・オンラインという媒体から受けたインタビューがYahoo! ニュースに転載されて、とても大きな反響があった。

Twitter のフォロワーも一気に５０００人くらい増えたので、ぼくらに対して批判的なリプライやＤＭをよこす人も現れるかと思いきや、意外とそうでもなかった。もちろん、Yahoo! ニュースのコメント欄や5ちゃんねるのまとめサイトなどを見る限り、批判的な意見もたくさんあったようだけれど、わざわざ本人のアカウントに直接文句を言いにくるほどぼくらに執着する人はそう多くはなかったということだろう。

ぼくらの Twitter アカウント宛に送られてきた好意的もしくはニュートラルなメッセージのなかには、ぼくらと同じ症状、つまり解離性同一性障害らしき人からの相談などもあった。そういうことはインタビュー記事が掲載される前からもたびたびあったのだけれど、

語り手
洋祐

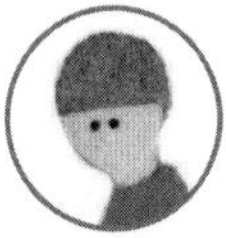

たとえば「私は多重人格なのでしょうか？」と聞かれても、ぼくらとしては「専門家に相談してください」としか答えようがない。

解離性同一性障害に限らずなんらかの精神疾患の疑いがある人は、可能であれば地域の保健師さんや行政にサポートを求めてほしいと思っている。というのは、いきなり病院に行くのはハードルが高いし治療費もかかるけれど、たとえば役所の障害福祉課ならその負担を軽減できるからだ。いま、ぼくらが運営している「cotonoha」というアプリでも、公式ＬＩＮＥから個別に同種の相談を持ちかけてくるユーザーさんは極力、保健師さんや行政につなぐようにしている。

もちろんそれですべてが解決するわけではないし、地域によって対応も異なると思う。ぼくが住んでいる地域でいえば、市区町村の「町」単位で保健師さんがいるけれども、そうではない地域も当然あるだろう。ただ、制度として保健師さんは必ずいる。

そういう情報は、本来であれば国がきちんと周知するべきなのだけれど、残念ながらまだ知らない人が多い。たとえば障害年金の申請にしても、まず自立支援医療というかたちで半年以上病院にかかっていれば、治療費が3割負担から1割負担になる。そうした支援制度を知っていれば、経済的理由から病院に行くのに二の足を踏んでいた人などは、多少は気持ちが楽になるのではないだろうか。

あるいは就職に関しては、就労移行支援というサービスがある。これは最大で2年間、就労移行支援事業所に通うことができ、そのあいだに生活リズムを整えたり、履歴書のチェックや面接の練習などをしてもらえるサービスだ。当然、就職先も紹介してくれる。この就労移行支援を知らない人はまずハローワークに行ってしまう。でもハローワークだと、障害者求人に申し込む場合は障害者手帳が必要になり、その申請をするために病院に行かなければならないという、なかなかに高いハードルがあるのだ。


そうやっていきなり高いハードルを設置されたら、ただでさえ外出するのも困難な人は、せっかく治療や就職に対して前向きになった心が折れてしまう。そうならないように、地域の保健師さんや役所の担当者が無料相談をやっているはずなので、まずそちらに問い合わせて、支援制度のことなども含めて専門家に噛《か》み砕《くだ》いて説明してもらうのが一番だとぼくらは思っている。このような情報提供を、微力かもしれないけれど、個人でもやっていきたいという気持ちもあり、主人格のｈａｒｕはいま社会福祉士を目指している。

先ほど言ったように、ぼくらは解離性同一性障害の当事者から受けた相談の類《たぐ》いは専門家へつなげるようにしているけれど、当事者から「会いたい」と言われた場合は基本的に

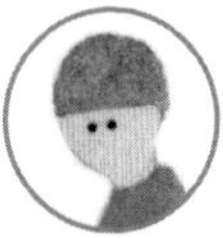

はお断りしている。なぜなら、同じ病気を持っているという基準で、どうしても比較をされてしまうからだ。

たとえば「ｈａｒｕさんはあれもこれもできるのに、自分はなにもできない……」みたいに。そうやって劣等感を植えつけてしまうのが嫌なのだ。ぼくらとしては、あなたはあなたでぼくらはぼくら、と線引きをしてほしいのだけれど、もともとメンタル的に参っている人は自己と他者の区別がつきにくい。そこに同じ病気であるという要因が加わると、余計に同一視してしまうのだ。しかし、同じ病気だからといって、必ずしも同じ苦しみを味わっているわけではない。なにをどのくらい苦しいと感じるかは、人によって絶対に違うはずなのだ。だから比べてもしょうがないし、比べられるわけがない。

1度だけ、ぼくらは当事者の方と会ったことがある。そのときは、会ったあとにTwitterで「どうして私はダメなんでしょう」というニュアンスのDMをいただいた。ぼくらは当然、そういう思いをさせたくて会ったわけではない。会った人に「多重人格なのにこんなにへらへらしながら生きてるんだ」「けっこう楽しそうだな」とかそういう感じで、ちょっと楽しい気持ちになってもらいたかったのだ。でも、いま言ったように当事者の方の場合、悪い方向に考えてしまう可能性があるとわかったので、保健師さんや行政につなぐまでにとどめている。

ところで、「ハーバー・ビジネス・オンライン」のインタビューをなぜ受けたのかというと、特にこれといった理由はなく、「別に怪しい人じゃなさそうだし、とりあえず受けてみようか」くらいの軽い気持ちだった。インタビュアーの方に会うことは、Twitterのフォロワーさんに会うことの延長のようなものだし、実際に記事になるかどうかも当初はわからなかったし、相手の人が笑ってくれたらそれでよかった。

そのインタビュアーの方は誠実に対応してくれたし、原稿チェックもあったし、ぼくらとしても特に大きな修正をお願いすることもなかった。ただ、結衣ちゃんは記事中に出てくる「嵐の二宮和也」という記述に対して、「『二宮和也』って呼び捨てでいいのかな？」と少し気にしていた。

ともあれ、そうやってできた記事がYahoo!ニュースに取り上げられてバズるなんてまったく予想をしていなかった。そのYahoo!ニュースのアクセスランキングで、ZOZOの前澤友作社長（当時）の記事の下にぼくらの記事が位置していて「すげえ！」「月に行く人の下にぼくらの名前があるじゃん！」とみんな驚いていた。ただ、ぼくらは解離性同一性障害のことを広めたいとか有名になりたいとか微塵《みじん》も思っていなくて、ただ聞かれたことに答えただけの記事に、ずいぶんいろんな人が反応してくれるんだなと、どこか他人

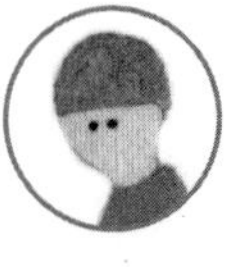

事みたいなところもあった。

まあ、他人事とはいえ、Twitterでコメントつきで記事のことをツイートしてくれている人たちの投稿はできる限りチェックした。正直な感想は「みんな他人の人生にそんなに興味があるんだな」「自分の人生で精一杯なはずなのに、わざわざ気にかけてくれて」というったところだ。たとえそれが「嘘でしょ」みたいな否定的なコメントであっても、それを投稿するには「コメントを付けてリツイート」をタップするなりクリックするなりして、スマホなりパソコンなりでいちいち文字を打ち込むという手間がかかるわけで、多少なりともエネルギーがいる。そのエネルギーを注ぐだけの価値や意味、あるいは自己主張したいと思わせるなにかが、あの記事にはあったのだと。また、Yahoo!ニュースのコメント欄には1000件を超えるコメントがついていて、さすがにすべて目を通す気にはなれなかったけれど、その数の重みを感じた。

ちなみに、ぼくらの記事がアップされたとき、ちょうどレンタルさんが家に泊まりにきていて、そのとき記事の話もしたのだけれど、あとでレンタルさんが「めちゃくちゃ面白いです」というひとことを添えて記事をツイートしてくれたからより広く拡散されたのだと思う。レンタルさんの「面白い」には一定の信頼があるはずだから。「ネットってすごいね」とみんな言っていた。

ADHDの社会的認知

少し前のぼくらだったら、とてもじゃないけどインタビューなど受けられる状態ではなかった。そういう意味でもｈａｒｕはいま安定している。そのきっかけのひとつは、第1章でも話したように、２０１８年4月にＡＤＨＤの診断を受け、自分の生きづらさの理由のひとつが判明したことだと思う。

ちなみに、このときｈａｒｕはそれほど大きなショックは受けなかった。というのも、ぼくらは診断を受ける直前の1月から3月まで学童保育のアルバイトをしていて、そこでお世話をしていた子どもたちの中にＡＤＨＤの子がいたのだ。つまりそういう障害があるということはある程度知っていて、そのうえで「あ、ぼくもそうなんだ？」と少し意外に思いつつも、すんなり受け入れることができた。

そして同じ年の8月に、ｈａｒｕは通信制大学のスクーリングで自分がＡＤＨＤと性同一性障害であることをカミングアウトした。おそらく本人はあまり深くは考えておらず、ただ「別に言ってもいいか」的なノリでやったというか、ある種の開き直りのようなものだろう。

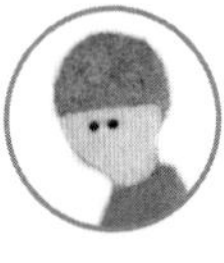

さらに、10月には自分プレゼンテーションという、名前の通り人前で自分のことをプレゼンするイベントに参加した。こちらに関しても、ｈａｒｕが就活のためになにかできることはないかと考えていたタイミングでたまたまこのイベントのことを知り、「じゃあ参加してみようか」という、やはり軽いノリではあった。

そこでｈａｒｕは自分の障害や人生についてプレゼンしたのだけれど、彼としては、それが好意的に受け取られるとは思っていなかった。でも、自分プレゼンテーションの参加者には発達障害や知的障害の方がいたこともあり、予想に反して温かい反応が返ってきたのだ。それも本人によい影響を与えたと思う。

また、発達障害に関してはここ数年で広く認知されるようになったけれど、解離性同一性障害は異端というか「なにそれ？」と思う人もいた。それもあっていろんな人に声をかけてもらったのだけれど、その中に、いまぼくらが勤めている「放課後等デイサービス」の会社の方がいたのだ。

そこでｈａｒｕは自分が保育士資格を持っていることや、（圭一が）プログラミングができることを伝えたところ、先方としてもプログラミングができることは好都合らしかった。その結果、12月から放課後等デイサービスの仕事を手伝うようになり、翌年の4月に正式に入社したのだ。いま思えばものすごい偶然が重なっていたのだなと、我が事ながら驚くほかない。

発達障害という病気の存在が広く知られるようになったのは、とてもよいことだと思う。もちろん、そこには誤解や批判もあるけれど、それもひっくるめて広く知られること自体がよいことなのだ。特に最近は「大人の発達障害」も話題になっていて、子どもだけじゃなくて大人もそれで苦しんでいることがクローズアップされている。そのおかげで、問題行動の背景について多様な見方ができるようになったと好意的に見ている。

しかし同時に、「発達障害」という言葉に縛られないでほしいという気持ちもある。放課後等デイサービスでお世話をしている子どもたちには、ＡＤＨＤやＡＳＤの子が多い。だけれど、同じ診断名であっても、子どもたちの振る舞いや考え方はまったく違うのだ。だから、「あの人は発達障害だから」とひと括《くく》りにするような言い方はしないでほしいと思っている。

一方、解離性同一性障害に関してはまだほとんど知られていないので、「演技でしょ」みたいな否定的な意見ですら、ぼくらからすれば決してマイナスの反応ではない。なぜなら、「演技でしょ」と言っている時点で、解離性同一性障害がどんな病気であるかを知っ

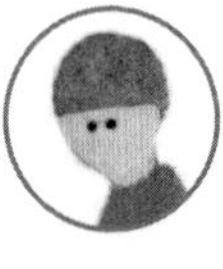

ているわけで、知らない人は否定すらできないからだ。要は、知ってもらうことがぼくらにとってのひとつのゴールなのだ。

ついでに言うと、人は自分が理解できないことは受け止めたがらない。あるいは自分の手持ちの知識だけでそれを理解しようとするところがあると思う。「演技でしょ」と決めてかかる人は、たぶんそういう人たちだろうし、そういう人たちに批判されたところで大したダメージにはならない。「あなたがそう思うなら、仕方ないね」と受け流しておけばいいのだ。

解離性同一性障害については精神科医のあいだでも見解が割れているというか、その存在を認めない専門家もいる。それは患者からすると、自分が苦しんでいる理由を頭から否定されることになるのは言うまでもない。嘘だと思っていたとしても、精神科医として患者に寄り添い、薬物療法なり心理療法なりを施すことが彼らの役目ではないだろうか。

幸いにも、現在までにぼくらがお世話になった3人の解離性同一性障害の先生は、みなさん真摯《しんし》に対応してくれた。もっとも、最初の1人は一般のメンタルクリニックの方で、診断書をもらうために2、3回通っただけなのだけれど、その次に診てもらったのが、haruに対して「交代人格はきみを守るために生まれてきた」と言ってくれたスピリチュアルな先生だ。ただ、すでに話した通り、彼は人柄は申し分なかったものの、治療方針が合わなかった。そこで当時通っていた高専のスクールカウンセラーに紹介してもらったのが、現在ぼくらが通院している大学病院の先生だ。いまのところ、その先生の治療のおかげでぼくらはとても安定しているので、本当に幸運に恵まれたと感じている。

綱わたりから吊り橋へ

語り手
結衣

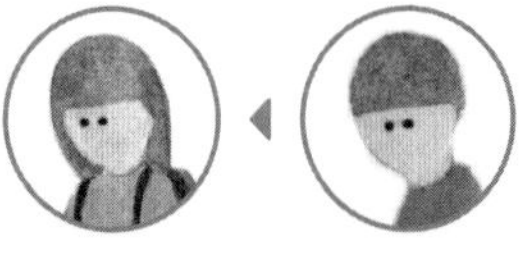

「ハーバー・ビジネス・オンライン」の記事がアップされたとき、わたしも洋祐《ようすけ》と同じように「そんなに他人の人生に興味ある？」と驚きつつ、それがありがたくもありました。記事を読んでくれた人が「こんな人がいるのか」と思ってくれただけで十分というか、別に批判的な見方をされてもかまわないんです。でも、たしかに「いる」んですよ。

　といっても、わたしはどちらかというと「ｈａｒｕくんの写真も載《の》ってる。ウケる」とケラケラ笑っていたんですけれど。あとは「二宮くんの名前も出ているから、ひょっとしたら本人に届くなんてこともワンチャンあるかも」みたいな。でも、これはレンタルさんにも話したんですけど、レンタルさんがもっと有名になって、早く嵐の番組に出演してほしいんです。テレビでもラジオでもいいから出て、二宮くんが存在している場の空気を持って帰ってきてほしい。わたしがビニール袋をわたしておくので。

さっき洋祐が、わたしたちのような障害を持った人のための支援制度のことを話していましたけど、あれはharuくんが自分で調べて勉強したことなんです。基本的にharuくんはポンコツで、なんでもすぐに忘れちゃうから洋祐や圭一《けいいち》がフォローしなきゃいけません。でも、自分がやりたいこと、つまり「社会福祉士になりたい」という目標ができたら、そこに向かって一切ブレずに進んでいくんです。それは高専の受験を決めたときもそう。わたしは調べものも勉強も苦手だから、そんなharuくんのことを尊敬しています。

ただ、高専の受験を決めたときは「スカートをはきたくないから」というネガティブな理由もありましたけど、社会福祉士の場合はそうじゃない。ポジティブな動機しかないんです。それは、たぶんいま飲んでいる薬の影響も大きいと思います。それによってADHDの症状も抑えられているし、薬の力を借りているとはいえ、抑えられるようになったことで自信がつくんです。それまではいつ病むかわからないという恐怖に怯《おび》えていて、たとえるなら綱わたりみたいな状態だったのが、いまは吊り橋をわたっているくらいにはなりました。

それから、いまはTwitterとｎｏｔｅで発信してることもｈａｒｕくんにいい影響を及ぼしていると思います。やっぱりネガティブなことばかり発信していても、誰も幸せにならないから。わたしたちは「言霊《ことだま》」というものをわりと信じているんです。思っていることを言葉にすることで、それが現実になる可能性がある。「自分はダメだ」と言い続けていたらダメになってしまうけれど、「自分は天才だ」と言っていたら天才になれるかもしれないと。

ｎｏｔｅにしても、以前はつらいことや悲しいことも書いていました。でも最近は、仮にネガティブな話題から入っても、オチはポジティブな方向に持っていくという傾向が強まっています。それはｈａｒｕくんだけじゃなくて、交代人格の誰が書いたものでも。わたしたちのｎｏｔｅを読んでくれる人は明らかに増えているし、わざわざ読みにきてくれる人たちを暗い気持ちにさせたくない。ただそれだけの理由なんですけれど。

Twitterも同じ理由で、１４０文字の中で伝えたい情報や言いたいことをまとめつつ、どこかに笑いの要素を入れようと、みんなかなり文章を推敲《すいこう》しています。ちなみに、文字数に制限のないｎｏｔｅはほとんど推敲していなくて、あまり長くなりすぎないように意識はしていますけど、だいたい10分とか20分でささっと書いたものをポンと上げています。

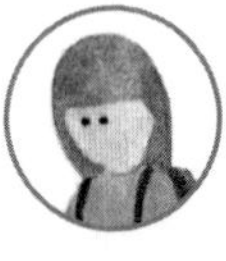

最近はTwitterのフォロワーさんと直接お会いする機会も増えていて、そういうときもわたしは精一杯そのフォロワーさんを笑わせにかかるし、できれば「また会いたいな」と思ってもらいたい。わたしたちはだいぶ面倒な問題を抱えてはいるけれど、意外と面白おかしく生きているんだということを感じてほしいんです。

ｈａｒｕくんには「自分の半径３ｍを変える」というポリシーがあります。なぜそんなことを言いだしたかというと、洋祐も触れていた「自分プレゼンテーション」というイベントで自分自身のことを話すにあたって、なにか決め手になるフレーズがほしかったらしいんです。意味としては言葉通りで、自分の手の届く範囲で、ちょっとでも世界の色を変えたいという、つつましやかなポリシーですね。

これはたぶん、以前「セブンルール」というテレビ番組で「世界を３㎜でも面白く」みたいなことを言ってる人がいたんですけど、そこからヒントを得ていると思います。

あと、ｈａｒｕくんは、高杉晋作が詠んだ「おもしろきこともなき世をおもしろく」という句も好きなんです。実際、「たいして面白くもない世界だけど、面白く生きてみよう」みたいな能力が、彼にはあるかもしれません。勉強にしても仕事にしてもそうで、彼は「ちょっと嫌だな」と思ったことでも「もしかしたらこうすれば面白くなるかもしれない」

という方向で考えるのが得意なんです。それは「努力」と言っていいと思うんですけど、努力を努力と思わないのが彼のすごいところでもあります。

だから、たとえば圭一が面倒くさがって相手にしたがらない塾の生徒さんでも、haruくんは上手に教えてあげることができた。ポンコツですけど、そういうところはしっかりしてる。

ただ、haruくんはそういう自分の長所と言える部分も認めたがらないというか、長所であるという自覚がまるでない。たぶん、彼は確実に「半径3m以内を変える」ことに成功しているんですけど、その手応えは感じていないのでしょうね。

薬の作用、副作用

結衣《ゆい》ちゃんが言うように、なんだかんだでharuはポジティブなのだ。ぼくたち交代人格と比較しても、彼のポジティブさはずば抜けている。けれど、haru自身は自分のことを「生粋《きっすい》の自殺志願者」と言うのだ。たしかに、彼は小さいころから自分の存在というものに否定的な態度をとっていたし、いまでもうっすらとではあるけれど自殺願望がある。それには、記憶をなくし続けていることに対する負い目のようなものがあるからかも

語り手
洋祐

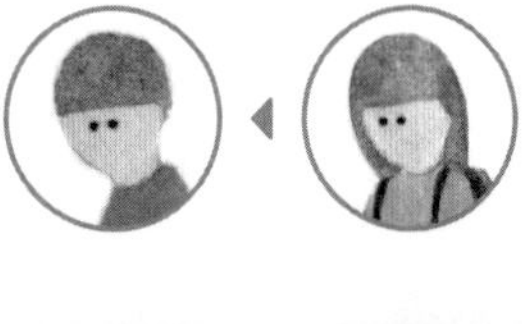

しれない。

ただ、それでもharuは生きている。記憶をなくすせいで、自分の知らないあいだに自分の周りでいろいろなことが起きているけれど、それはサプライズだと捉えればいい。ある経験を忘れてしまったとしても、その経験は、いずれまた未知の経験として味わうことができる。そうやって彼なりに整理しはじめて、いろんなことが腑《ふ》に落ちたのだろう。

なおかつ、性同一性障害、解離性同一性障害、ADHDという、自分の生きづらさの理由がはっきりしたときに「どうせ生きるなら前を向いて生きよう」とharuは思うようになった。死ぬことはいつでもできるけれど、もしやりたいことを見つけたときに死んでいたら、それができなくなってしまう。じゃあ、生きることを前提に考えようと。そうやって生きて、ぼくらを信頼してくれているからこそ、彼自身もぼくらの助けによって前を向いて生きている。

そういうharuの考え方はぼくらのあり方にも大きく影響している。自画自賛になってしまうけれど、交代人格の面々は、基本的に明るくて、とても優しい。

○　○　○

ところで、先ほど結衣ちゃんが薬のことを話してくれたけれど、ぼくらがいま服用している薬は、抗鬱《こううつ》作用・抗パニック障害作用のあるジェイゾロフト（セルトラリン）と、双《そう》極《きょく》性障害（躁鬱《そううつ》病）による気分の変動を抑えるラミクタール、てんかん発作を抑えるリボトリール、抗精神病薬のエビリファイ、そしてADHD用のコンサータの5種類だ。

朝食後にジェイゾロフト2錠とコンサータ1錠、夕食後にラミクタール1錠、ジェイゾロフト2錠とエビリファイ1錠、寝る前にリボトリールを飲んでいる。前にも話した通り、食後の薬は飲み忘れないように必ず食卓に置いておく。また、これらとは別に頓服《とんぷく》薬として、解熱・鎮痛《ちんつう》効果のあるカロナールと、吐き気止めのドンペリドンも必要に応じて飲んでいる。

この組み合わせで薬を処方してくれたのは、先ほども話に出た、ぼくらにとって3人目の解離性同一性障害の医師となる、大学病院の先生だ。おかげで、ぼくらは以前よりも疲労認知ができるようになった。また、ジェイゾロフトだけでは抑えきれなかった鬱症状を、ラミクタールと併用することでかなり抑制できるようになったのも大きい。なお、副作用として、たまに吐き気などを催《もよお》すけれど、そのために頓服薬がある。

それから、これは副作用と言っていいのかちょっとわからないのだけれど、コンサータを飲みはじめてから、圭一の性格が少し攻撃的になるということがあった。それを結衣ち

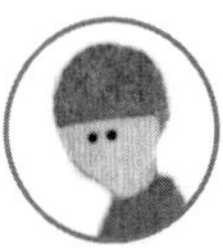

ゃんが怖がるようになってしまったため、主治医に相談したのだ。先生からは「もし今後、周囲の人に迷惑をかけたり社会生活を送るのが困難になったりする可能性が少しでも見られたら、入院したほうがいい」と言われ、コンサータの服用もいったん止められた。圭一本人にはその記憶はもうないと思うけれど、ぼくはけっこう心配していた。けれど、先生とちゃんと話し合い、圭一も平静を取り戻し、いまはコンサータも復活しているし「もう入院はない」とも言われている。

薬によって鬱が引いたことで、ｈａｒｕが「死にたい」と言わなくなった。まあ、口に出さないだけでまだその思いは少しあるのだけれど、少なくとも死にそうになるくらい泣き叫ぶようなことはない。毎朝きちんと起床して、身支度をして外出もできるようになった。つまり人間的な生活ができている。薬を飲むだけでここまで変わるものかと驚いた。

ｈａｒｕが鬱になると、交代人格のぼくらも引っ張られる。第1章で図解した脳内イメージで説明すると、まずｈａｒｕが潜っている水槽の液体の色が変化する。もともとは透明だったのが、毒々しい色になり、粘性も増していく。そして、そのヌメヌメしたものが水槽から溢《あふ》れて流れだし、それに触れてしまった交代人格も鬱になるらしい。「らしい」と言ったのは、その状態がぼくと圭一にはよくわからなくて、だからみんなは避難するのだけれど、逃げ遅れたぼくらは病んでしまう。春斗《はると》くんにはそれがよく見えているらしく、ぼくも圭一も「なんで見えるんだろう」と感心している。

　ちなみに春斗くんは「圭一兄ちゃんの背中からめっちゃ触手みたいなのが生えてきたらヤバい」とも言っている。そして、その触手の色がピンクから紫に変わるとさらにヤバいらしく、そうなると春斗くんが怖くなって泣き叫びだすので、ぼくや圭一も「なんだかわからないけど、とりあえずヤバいんだな」と気づく。もちろんぼくには圭一の背中に生えているものなんて見えないのだけれど、春斗くんが危険信号を出してくれるおかげで、「鬱が来そうだから寝かせよう」みたいな判断もできるのだ。

○　○　○

　さて、ここまで何度か話に出ているけれど、ｈａｒｕは「cotonoha」というアプリを開発した。このアプリは、簡単に言えば完全な匿名《とくめい》で、誰もが自分の気持ちを吐き出せる場だ。そのアイデアの原点は、ｈａｒｕの中学時代にさかのぼる。

　当時、ｈａｒｕは学校の先生から、自分の悩みの相談先として電話相談室の番号をもらった。そして、実際にかけてみたところ、相談員の人から「テレビでも見て気晴らししな

語り手
圭一

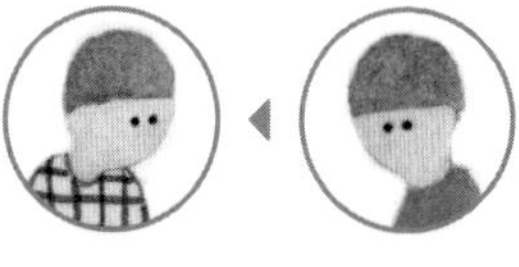

さい」と言われたのだ。その人はきっと悪意なく言ったのだろうけれど、haruは真剣に自分の話を聞いてくれる大人を求めて、藁《わら》にもすがる思いで電話をかけたので、その言葉にひどく失望し、落ち込んでしまった。だから、言いたいことがなんでも言えて、それを誰かがきちんと聞いてくれるような場所を作ってみたくなったのだろう。

ただ、先述した通りアプリを実際に作ったのは圭一だ。haruが「そういうアプリがあったらいいよね」という話をしていたのを聞いた圭一が、勝手に作って勝手にリリースしたのだ。それを見たharuは「すごいな！」と驚いていた。アプリの制作に取りかかったのは、たしか2018年にharuが「自分プレゼンテーション」に参加したあと、11月か12月ぐらいだったと思うけれど、そのあたりは圭一本人に説明してもらったほうがいいかもしれない。

「cotonoha」という受け皿

こんにちは、圭一です。「cotonoha」を作りはじめたのは、洋祐が言った通り2018年の11月ごろからで、特に難しい工程が必要なアプリではなかったので、制作期間は1カ月程度。どちらかというとアプリとして承認してもらうことのほうが大変で、Google play

はすぐ通ったのですが、Appleは何日もかかりました。

「cotonoha」はリリース当初、「家族」「学校」「生活」という3つのカテゴリに分かれていました。「家族」と「学校」は文字通りそれぞれにまつわる話をする場で、「生活」は「その他」のような位置づけです。しかし、どのカテゴリも、どうしても暗い話題に引っ張られがちなところがあり、また「もっと明るい言葉を投げられる場があってもいいのでは?」というユーザーの声もあって、「ポジティブ」というカテゴリを新たに設けています。

「cotonoha」は無料で、匿名で、アカウント登録もなく、呟《つぶや》きたいときに呟けて、呟いた時間も誰が呟いたのかも表示されません。そこは僕らが一番こだわっていた部分でした。リリースするにあたってAppleから「アカウント登録やブロック機能がないＳＮＳアプリは認められない」とのメールが届いたのですが、「それは『cotonoha』の理念に反するので承服しかねる」と返信しました。幸いにもそのまま審査が通ったからよかったものの、いま思えばAppleもよく認めてくれたなと思います。

その結果、いまのところはｈａｒｕの理想に近い「自分の気持ちを吐き出せる場」になっていると思います。彼自身、「cotonoha」に投稿された言葉に救われたみたいで、「作ってよかった」と言っています。まあ、作ったのは彼ではなく僕なのですが、僕としても

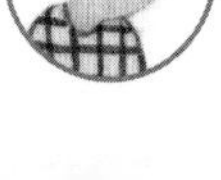

作ってよかったと思っています。

具体的にｈａｒｕがどんなふうに救われたかというと、まず彼自身の気持ちを吐き出す場として「cotonoha」は機能しています。そのうえで、特に「ポジティブ」のカテゴリで、「生きているだけでいい」「今日は○○ができた」といった、他者を認めたり自分を褒《ほ》めたりする言葉によって、彼自身が助けられたところもあったようでした。やはり、自分の心の中で思うことと、文字として書かれたものを見るのとでは、言葉の響き方も違ってくるのでしょう。

こうしたＳＮＳアプリの場合、ユーザー同士のトラブルがつきものです。以前、「ポジティブ」カテゴリに自作の詩を載せることの賛否が争われたことがあったのですが、「ポジティブ」は自分やほかのユーザーを元気づける場であって言い争いをする場ではないと判断し、口論に該当《がいとう》する投稿を管理者権限で削除したことがありました。でも、トラブルらしいトラブルはそれくらいです。

「cotonoha」では、たとえば「親を殺したい」とか「学校のやつら全員死ね」といった過激な言葉も、削除はしません。どんな言葉として表れていても、ユーザーがそう思ったことは事実だからです。もしその言葉を消してしまったら、その背景にある事実までもなかったものになる。それはとても悲しいことなので、「cotonoha」としては「どんな言葉であっても消さない」というルールを定めています。

そうやって、よく言えばどんな言葉も受け入れていたところ、Appleから「不適切な表現が目立つ」などとお叱《しか》りを受けることもあります。しかし、不適切な表現であっても、それを否定するのは間違っているというのが僕らの立場です。一般的なＳＮＳでは批判されがち、もしくは削除されがちな発言も、ここでは認められます。自分が思ったことを表した言葉は、どんな言葉であれ存在していい。

と、かっこいいことを言ってみましたが、基本的に僕は「cotonoha」をあまり見ないようにしています。もちろん、ユーザーからなにかしら要望などがあれば極力応えるようにはしていますが、いま話したように言葉を消さないのがルールですし、投稿をチェックしていようが放置していようが同じなので。いわば枠組みだけ作って、あとはユーザーに委《ゆだ》ねている恰好《かっこう》です。

そのユーザーの年齢層は、これもｈａｒｕが希望していた通り、10代から20代の若い人たちが中心だと思います。その内容は「家を出たい」「いじめに遭《あ》っている」「死にたい」といったものから、ＬＧＢＴＱ関連の悩みまで多種多様です。

ただし、それらは僕らが解決できる問題ではないので、たとえば「cotonoha」の公式ＬＩＮＥを通して相談された場合も、単に話を聞いてあげるか、病院や専門家を紹介する

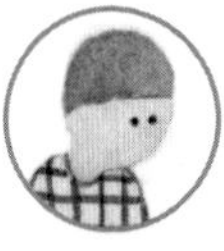

程度のことしかできません。でも、「そんなことがあったんですね。大変でしたね」と返してもらえるだけで救われる人も大勢います。現に「深夜のテンションでつい送信しちゃったけど、返信があって嬉しかった」というような反応をいただくことも多々あります。

「cotonoha」は完全無料で、広告表示も一切ないので利益はまったく出ません。しかし、どんなかたちであれ、行き場のない言葉の受け皿になってくれさえすれば僕らとしては満足です。欲を言えば、特に子どもたちには、「世の中にはもうちょっとマシな大人もいるんだよ」ということが伝わればなおよしです。ｈａｒｕの人生を振り返っても、たとえば中学時代に死にたくなったときや、学校に行きたくなくなったときに、「cotonoha」のようなものがあれば、もう少し楽に生きられたと思うので。

体調管理フローチャート

洋祐が前にライフハックの話をしましたが、ｈａｒｕにも僕たち交代人格にもそれぞれやりたいことがある、というかやりたいことが多すぎるため、僕らには時間が足りません。だから僕がみんなのスケジュール管理をしているのですが、それとは別に、体調管理用のフローチャートも作成しました。

体調管理フローチャート

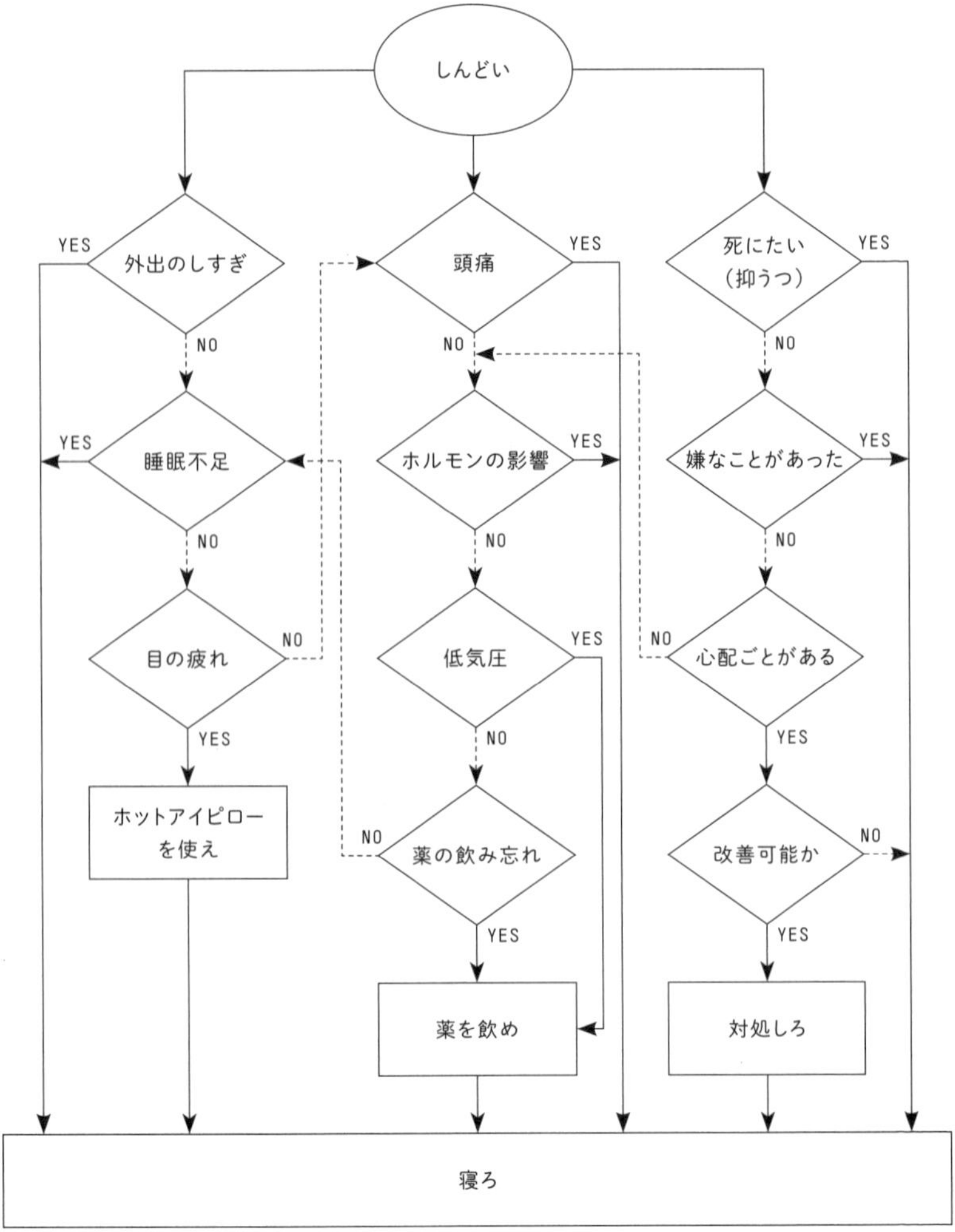

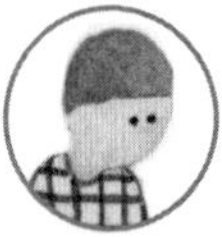

まあ、どんなプロセスを踏んでも最終的には「寝ろ」にたどり着くのですが、これは交代人格のみんなのためというよりは、主にｈａｒｕのために作ったものです。というのも、彼が「しんどい」と感じるとき、その原因は頭痛であることが多く、よってチャートの2段目の真ん中に「頭痛」を置いています。実際に頭痛がするなら即「寝ろ」ですが、もし頭痛が原因でなければ「ホルモンの影響」なのか「低気圧」によるものなのか、はたまた「薬の飲み忘れ」に起因しているのかで対処法も変わってきます。

また、「しんどい」の原因が「死にたい」だった場合はやはり「寝ろ」に直行しますが、それとは違うモヤモヤしたなにかを抱えているのであれば、そのモヤモヤを自分で晴らせるように仕向けています。あるいは「外出のしすぎ」でしんどいなら「寝ろ」としか言えませんし、とにかく結論は「寝ろ」なんです。だいたいの問題は、寝れば解決すると思っているので。

現に、ｈａｒｕは十分に睡眠をとれば回復しますし、そういう意味では、僕らはこの1年、「食う寝る遊ぶ」を目標にしてきたところがあります。ｈａｒｕも僕らも「食う」に関してはあまり関心がないのですが、ちゃんと栄養を摂って、しっかり寝ることで元気が戻ってくる。僕らの中ではそういう見解で一致しています。

先ほど、ｈａｒｕが病んでしまう寸前、僕の背中から触手が生えてくると洋祐が言っていましたが、もちろん僕自身にその自覚はありません。春斗くんが叫び出したときに初めて僕らも気づくので、そういう意味ではまだ疲労認知が完全にはできていないのでしょう。なので、僕も洋祐も休憩や睡眠の時間をきちんと設けるよう心がけています。

haruの弱さと強さ

僕から見て、haruはどういう人間かというと、ひとことで言えば「器用な人」ということになります。たとえば中学時代、高専受験を目指すにあたり、自分が理系の勉強が苦手だからと理系が得意な人格を生み出すなんて、なかなかできることではありません。

僕たち交代人格にはそれぞれ得意分野みたいなものがありますが、それらはすべて、もともとharu自身に備わっていたものです。つまりharuの能力の各部を、僕らが個別に担っているだけなんです。そう考えると、彼はなんでもできる。僕が理系に強いのは、突き詰めればharuに理系の才能があったからなのですが、それを認めていないのは彼だけです。

少し言い方を変えると、haruは自分に理系の才能があることを認めたくないけれど、僕という他人にわたすことで、その才能を開花させることができた。つまり、僕たち交代

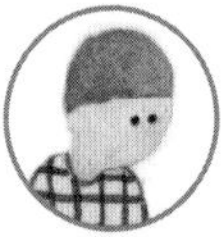

人格が存在しなければ、ｈａｒｕの能力は潜在能力のままで終わっていたかもしれません。

おそらく、ｈａｒｕは「自分は〇〇ができる」という現実を見たくなかったのでしょう。それは不思議な感覚だと思うのですが、彼は自分がなにかを達成したり誰かの役に立ったりして人に褒められることをとても嫌がるんです。目立ちたくないというよりは、自分になんらかの能力があることを知られたくないし、自分も知りたくない。その感覚は「居心地が悪い」とか「恥ずかしい」に近いのかもしれませんが、ゆえに彼は「自分はなにもできない」ということにして予防線を張っているのだと思います。たとえばなにかに挑戦して失敗したときに「だからできないって言ったじゃない」と弁解できるように。

それはｈａｒｕの弱さでもあると思うのですが、とにかく、すべてにおいて自分を認めたくない。彼が記憶をなくす一因に、「過去に成し遂げたことをなかったことにしたい」という心理も働いているのかもしれません。

しかし一方で、これは先ほど結衣ちゃんも言っていましたし、僕も洋祐とたまにそういう話をするのですが、ｈａｒｕは努力を努力と思わない天才です。あるいは無自覚に努力する能力がある。とにかく彼は、なんらかの目標を達成するためにおこなう学習や修練の類いを努力だと認識しない。だから、高専受験や保育士試験の勉強も苦に思わないし、人から「努力したんだね」と言われても、「いや、してません」と答えるんです。

現在、ｈａｒｕは放課後等デイサービスの仕事をしつつ、Twitterのフォロワーさんと会ったり通信制大学の勉強をしたりしているので、外からはとてもがんばっているように見えるはずです。でも、彼からしてみればなんらかの修練を積んだりタスクをこなすことに苦労を感じず、むしろそれを楽しもうとしている。そういう意味でも彼は器用だし、それが僕らのあり方にもつながっていると思います。


そんなｈａｒｕは、ここ最近はトークイベントなどにも出演していて、僕と洋祐が裏でカンペを出していたりもしますが、基本的には彼本人の言葉で話しています。ただ、ｈａｒｕが主人格として表に出ていられる時間は長くて1日5時間ほどなので、トーク終了後の質疑応答などでは僕らが代わりに出ることもあります。

先日おこなわれたとあるイベントの質疑応答では、追及の手をゆるめない質問者の方がいて、その方には結衣ちゃんしか太刀打《たちう》ちできませんでした。ｈａｒｕはすでに話し疲れて放心状態になっていて、僕はお喋《しゃべ》りが得意なほうではないので。結衣ちゃんは質疑応答のあとも、お客さんとしてイベントに来てくださったTwitterのフォロワーさん2、3人と「嵐の二宮和也の息子になりたいとはどういうことか」について延々と話し続けていま

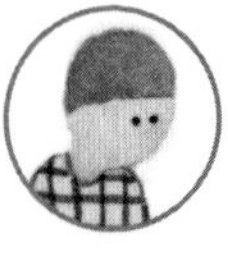

した。なぜ「娘」ではなく「息子」なのか。彼女いわく「娘だとキャッチボールができないから」だそうです。とにかく「息子としての扱いを受け、息子として愛情を注がれたい」と熱弁していましたが、正直なにを言っているのかよくわかりませんでした。

こうしたイベントに参加してよかったことは、いろんな人に出会えたことです。それはｈａｒｕにとっても、僕らにとっても。ときには登壇者やお客さんのキャラが濃すぎて圧倒されることもありましたが、それも含めていい経験になったと思います。それに「１対１で会うのは勇気が出ないけど、こういうイベントなら……」というフォロワーさんと仲よくなれたことも嬉しかったです。

結衣VS.圭一について

結衣ちゃんといえば、この本を通じて彼女は僕に対する文句をたくさん言っていますね。まあ、普段からだいたいディスられているので慣れてはいます。彼女は彼女でいろいろと思うところがあるので仕方がない部分もあるというか、やはり男性として生きていくうえで、彼女としては納得できないことも多々あるというのはわかります。

ただ、僕は僕で、彼女の行動に納得がいかないこともあるんです。たとえば最近、結衣ちゃんに脚の毛を剃《そ》られたんです。剃られたというか、除毛クリームを使ってかなりのツルツル度に仕上げられていました。僕としてはそういうことはしてほしくなかったのですが、彼女としては脚の毛が見苦しくてしょうがなかったらしく、最終的に僕が気づかないうちに勝手に除毛したという。「しょうがねえなあ」と半分あきらめつつ「でもさすがに断りは入れろよ！」と、ちょっとケンカしました。

僕は、できればピアスもしてほしくないのですが、結衣ちゃんはTwitterのフォロワーさんからもらったピアスをすごく気に入って喜んでいたので黙認しました。もしこのピアスがチャラチャラ揺れるタイプだったら、きっと外すように言ったと思います。というのも、揺れるピアスだと走ったりするときなどに邪魔になる、要は機動性が悪くなるのが僕は嫌なんです。

とはいえ、服装に関しては結衣ちゃんも僕らのことを考えて、基本的にはユニセックスなものを選んでくれているので、そこには一定の信頼はあります。彼女とともに灯真《とうま》も服やアクセサリーを選ぶ担当なのですが、彼のほうが僕らの好みをよりわかってくれているので、割り当てる予算の幅も大きいです。ただ、一瞬で万単位のお金を遣ってしまうこともあるので、もう少しお金のありがたみを知ってほしい。しかし、彼は「労働は悪」という信条を持っているので、絶対に働きません。

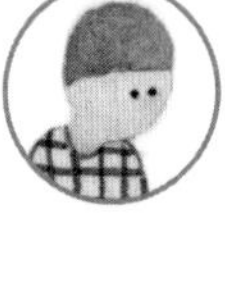

働くといえば、洋祐が僕のことを「稼《かせ》ぎ頭《がしら》」と言いましたが、たしかに実働時間が一番長いのは僕かもしれません。塾講師のアルバイトで理数系科目を教えていたときは出ずっぱりだったし、放課後等デイサービスでのシステムエンジニア的な仕事も僕の担当なので。最近は別件の在宅仕事をすることも多くなっているのですが、それも全部僕がやっています。その代わり、電話でのやりとりなどは洋祐がやってくれているので、仕事に関しては彼と僕で回している場合が多いです。

そうなると、いま言ったように灯真はまったく働かないし、結衣ちゃんもほぼ働かないので、そろそろ手伝ってくれないかなと思うことはあります。ただ、仕事をするにはそれなりの知識も必要なので、まだ結衣ちゃんにはちょっと難しいかもしれません。ついこのあいだまで、彼女は四国の県名を全部言えなかったくらいなので。

でも、結衣ちゃんはもともと勉強は好きではなかったのですが、最近は古文と現代文の勉強をすごくがんばっていて、さらに漢字検定も受けるんです。それは、いま僕らが放課後等デイサービスで見ている子たちのひとりが算数検定を受けることになったのがきっかけでした。そこで「じゃあ自分たちも先生としてなにか検定を受けよう」ということになり、まず数学検定が俎上《そじょう》に載せられたのですが、僕も悟《さとる》も受験的な問題を解くことに興味がなく、却下になりました。でも、漢字検定だったら結衣ちゃんが興味があると。漢検2級は大卒程度の漢字の知識が要求されるのでけっこう難易度が高いのですが、僕も応援しています。

haruの「浮き袋」になる

先ほど、haruは僕らのような交代人格を生み出せるのだから、器用だと言いました。しかし、それは何人もの交代人格を生み出さなければならないほどの重荷を抱えていたということでもあります。その重荷から解放されるために、交代人格を生まざるを得なかった。それは人間の防衛本能のひとつなのかもしれません。ただ、普通ならそこから逃げだしたり、わがままを言ったり反抗したりといったアクションを起こすはず。そうではなく、すべて自分の中に溜めて解決しようとした点に、彼の妙な強さが表れていると思います。

haruから生み出された交代人格である僕自身は、彼が18歳のとき初めて解離性同一性障害の診断を下され、かつ担当医が僕らの存在を認めてくれた際、シンプルに「よかった」とは思いました。

しかし一方で、どんな診断をされようと、この先もharuが困り続けるのは変わらな

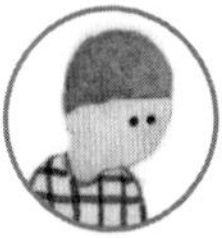

いとも思ったんです。ｈａｒｕの生きづらさの原因の一端は見えはしましたが、同時に僕らの中で混乱が生じたのも事実です。

では、ｈａｒｕの生きづらさが完全に解消されるとはどういうことか。究極的には、病気が寛解すること、すなわちｈａｒｕひとりに人格が統合されることだと思います。ただ、いまの僕らは、生きづらさをなくそうと考えているというよりは、生きづらさと上手につき合うことを模索しているようなところがあります。

たとえば、２０１９年の10月から11月までの2カ月間、ｈａｒｕは「アパートメント」というウェブマガジンでエッセイを連載していたのですが、そのテーマも、生きづらさといかに折り合いをつけるか、というものでした。

ｎｏｔｅやTwitterでは、ｈａｒｕだけでなく僕らも文章を投稿していましたが、この「アパートメント」での連載に関しては、すべてｈａｒｕが書いています。そこで彼は、生きづらさを「砂が入った袋」にたとえています。つまり、そんな重い袋を抱えているから、沼のような世の中で自分の身体がずぶずぶと沈んでいくのだと。そのうえで、この砂袋を「浮き袋」にするにはどうすればいいかを考えているんです。「つらい」「しんどい」「死にたい」などと日々感じていたとしても、その生きづらさを逆手にとって、どうにかして浮上できないか。それこそがいま現在のｈａｒｕの目標なのだと思います。

手前味噌ですが、僕たち交代人格も、彼の浮き袋たりえているという自負が少なからずあります。かつては洋祐が言うところの〝戦乱の時代〟もありましたが、いまはうまいこと共存できているし、仕事の分担などの話をすると「むしろ便利そう」と言ってくれる人もいます。そんなふうに言われることなど以前はまったく想像できませんでしたし、換言すれば、それは僕らも成長していることの証なのではないかと、最近は思うようになりました。

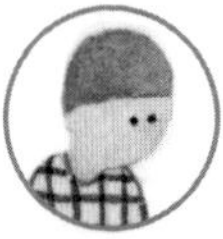

5. 死んでるヒマはない

ぼくらがこの社会で生きるということ

アイデンティティの肩代わり

記憶とは、その人が生きてきた証であり、その人のアイデンティティを担保《たんぽ》するものでもある。そういう意味では、記憶はその人の核心みたいなものなのかもしれない。その記憶を、ここまで何度も言及してきたように、ｈａｒｕはなくし続けている。あるいは手放している。おそらくその行為は、どこかで解離とつながっている。つまり、自分の中からある記憶をなくしたいから、それを別の人格に預けて解離させるのだ。

ぼくはｈａｒｕが幼いころから彼のことを見守ってきたけれど、彼は自分の性別に対する違和感や、なめらかではない家庭環境に悩み続けていた。でも、そこから逃げたくても逃げられない。その居心地の悪さみたいなものが限界に達したとき、もしくはなにかのきっかけで弾けたとき、「これはぼくじゃない」と解離させる。そうやって、たとえば13歳のときに悟《さとる》くんをつくり、16歳のときに結衣《ゆい》ちゃんをつくったのだ。この「これはぼくじゃない」の積み重ねの結果が、いまのぼくたちのあり方ということになる。

語り手
洋祐

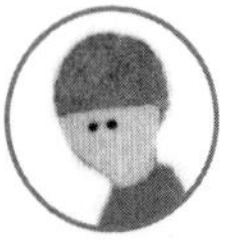

別の言い方をすると、ｈａｒｕに「これはぼくじゃない」と思わせる原因となった出来事や経験は、彼にとっては「忘れてもいいこと」もしくは「忘れたいこと」になる。逆にそれを覚えているということは、「これはぼくだ」と認識しているのと同じで、そのことを否定するために、他人（交代人格）の記憶ということにして切り離す。そういう意味では、圭一《けいいち》もｈａｒｕのことを「器用」と言っていたように、彼は解離がとても上手だった。

一方で、ぼくは、ｈａｒｕは本当は全部覚えているのではないかとも思っている。彼の記憶は本人の中にきちんと保管されている。けれど、ｈａｒｕにはそこにアクセスする権限がない。あるいはアクセスするための鍵を持っていたのに、それを自分でどこかに隠して、なくしたフリをしている。そういうイメージだ。

ぼくたち交代人格はみんなその鍵を持っているので、いつでもｈａｒｕの記憶にアクセスできる。ただ、ぼくらがアクセスできるのは、それがｈａｒｕの記憶であって、ぼくらの記憶ではないとわかっているから。つまり他人の記憶だから閲覧できるわけであって、当事者たるｈａｒｕにとっては、自分の記憶は見るに堪《た》えないものというか、重すぎて受け止めきれないものなのかもしれない。

ｈａｒｕが記憶をなくしても、ぼくたち交代人格でその記憶のバックアップはとってある。つまり、彼の記憶すなわちアイデンティティというものを、ぼくらが肩代わりしているということだ。事実、ぼくらにはそれぞれ固有のアイデンティティがあるけれど、それらはすべてｈａｒｕから派生したものだと思う。そして、ｈａｒｕのアイデンティティはどうなっているかというと、たぶん、空っぽなのだ。

ｈａｒｕには「多重人格っぽい」というアイデンティティらしきものはあるけれど、彼が彼であることを規定する、地に足のついた、確固としたなにかがあるかと聞かれると、答えに窮《きゅう》してしまう。本当に、彼は自分の人生に対して当事者意識がない。自分の人生を生きていないから、アイデンティティもふわっとしているのだと思う。あるいは見かけ上は、なんとなくｈａｒｕという個人が形作られているように見える。しかしそれはぼくらが「ガワ」を取り繕《つくろ》っているのであって、その中身はスカスカなのだ。

本来であれば、ｈａｒｕ固有のアイデンティティを彼自身が持っていなければならないはずだ。けれど、それをぼくらに預けたというか、分け与えた恰好《かっこう》になっている。そして、なぜ預けなければならなかったのかといえば、それが「ぼくじゃない」からだ。だからｈａｒｕはぼくらを他人だと認識しているし、ぼくらとしても、ｈａｒｕから解離された人格という点において、彼のことを他人だと認めざるを得ないところがある。

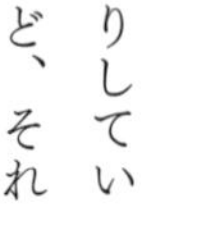

逆に、ぼくらがｈａｒｕに「ぼくらはきみから生まれたんだよ」と言ったら、おそらく彼はまた病んでいくだろう。それまで「ぼくじゃない」と思っていたものが、結局「ぼくだった」と気づいてしまうから。たとえば灯真《とうま》がどこかへ行ってしまうのも、突き詰めればｈａｒｕ自身が学校へ行きたくなかったからだし、そうやってある意味で責任転嫁してきたことに気づいてしまうのだ。あるいは、もしｈａｒｕが交代人格のことを「ぼくだった」と認めたとき、人格がひとつに統合されるのかもしれない。

解離性同一性障害でなくても、人にはさまざまな顔がある。けれど、だいたいの人は「どれも自分なんだ」と認めることができるし、それがアイデンティティを持つということでもあると思う。でも、ｈａｒｕにはそれができない。いい顔も悪い顔も、どんな顔であっても認められない。だから「ぼくじゃない」と切り離す。自分のいい面も悪い面も等しく受け入れられない。そういう意味でｈａｒｕのアイデンティティの箱は空っぽで、かつてその箱の中にあったものをぼくらが引き受けているのだけれど、彼だけがそれをわかっていないのだ。

ｈａｒｕはよく「死にたい」と言っている。じゃあ、彼の交代人格であるぼくはどうかというと、死んでいるヒマなんかない。ぼくはｈａｒｕを生かすことに精一杯だし、それに加えてほかの交代人格のことも見守らなければならないからだ。もしぼくが死んだらいったいどうなってしまうのか……考えただけでも恐ろしい。

そもそも交代人格に「死」はあるのかというと、たぶんない。もちろんｈａｒｕが死ねばぼくらも死ぬし、解離性同一性障害が治った場合はきっとぼくらは消えてしまうのだろう。けれど、いまのところは人格が消失することはなく、表に出てこなくなった人格は、ただ深く沈んでいるだけ。前にも言ったけれど、悠《ゆう》が最近ほとんど出てこなくなったのはｈａｒｕの精神状態が安定しているからで、もしまた不安定になりだしたら、悠も浮かび上がってくるだろう。

少し話が逸れたけれど、ぼくは、必ずしもいまの世の中が素晴らしいとは思わない。でも、「生きていればなにかいいことがありそう」くらいには思っている。その可能性が1%でも0・1%でもあるなら、生きるほうに賭けたい。死んでしまったら0%なのだから。ｈａｒｕは死ぬほうに極振りしようとするのだけれど、「いやいや、そうじゃなくてさ」とぼくはいつも言っている。「生きるか死ぬか2択じゃなくて、死にかけとか、そういうグレーゾーンでもいいから、せめて呼吸ぐらいしとこう。なんなら仮死状態でもいい」と。ぼくはｈａｒｕに「なにもしなくてもいいし、がんばらなくてもいい。ただ生きていて

語り手
圭一

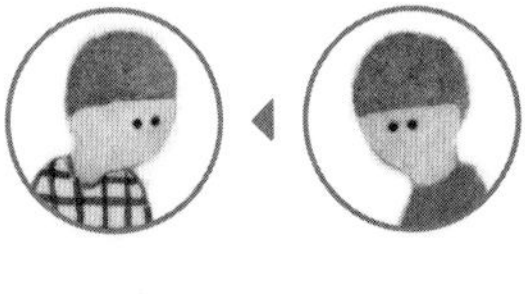

くれ」と、「生きているだけで花丸だから」と繰り返し言い続けてきた。そんなぼくには「死にたい」と考える余裕はなかった。ぼく以外の交代人格も「死にたい」とは思っていないはず。全員がharuに対して「生きてほしい」と願っているのがその証拠だ。

haruの自立を考える

haruは、10代のころは「20歳までに死ぬ」と言っていて、20歳になったら「25歳までに死ぬ」と言っていました。来年(2021年)、彼は25歳になるのですが、おそらく「30歳までに死ぬ」と言うでしょう。

そうやって5年ぐらいのスパンでひとまず死を乗り越えている感じなので、この先どこまで僕らが生きていけるのか正直わかりません。だから、たとえば30年後の自分たちはどうなっているかとか、遠めの将来のこともあまり想像できません。以前、「老後資金2千万円問題」というのが話題になったときも、haruの母親はずいぶん気にしていましたが、僕らは「そこまで生きてるかな?」という話をしていました。

最近のharuは落ち着いているとはいえ、自殺願望が完全になくなったわけではないので、いつ死んでも不思議ではない。そういう刹那《せつな》的な生き方をしているのですが、仮にこの先も生き続けた場合、徐々《じょじょ》に僕らはいなくなっていくのではないか。というのも、解離性同一性障害の症状は若い人に多いからです。なので、歳をとればとるほどよりメンタルも安定して、その症状は薄れていくと思います。もしかしたら、先ほど洋祐《ようすけ》が例に出した悠ちゃんみたいに、僕らの存在は完全に消滅するのではなく、ただ深く沈んだままの状態になるのかもしれませんが。

　いずれにせよ、「それはそれでいいことなのかな」とも思います。僕らが消えるということは、彼にとって僕らが必要なくなったということでもあるはずなので。もちろん寂しいとは思いますが、僕らがいなくても、ｈａｒｕが生きて、自立していけるのであればそれに越したことはありません。

　ちなみに、悠ちゃんのように沈んで出てこない交代人格には、そのあいだに僕らがしてきた経験はうっすらとしか共有されません。少し説明が難しいのですが、頭ではなんとなくわかっているものの、実感を伴わない感じ。なので、ひさしぶりに浮いてきた交代人格は、いわゆる「浦島太郎状態」に近い感じになります。

　たとえば、ロボットを作るのが好きな航介《こうすけ》は、ｈａｒｕが17歳のときに生まれました。でも、彼はしばらくするとまったく表に出てこなくなり、次に出てきたときはｈａｒｕが

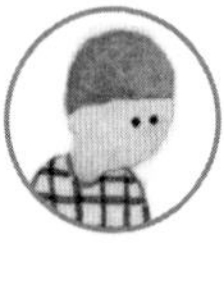

20歳のときでした。つまり約3年間のブランクがあり、そのあいだに僕らは兵庫から東京に引っ越しているので、まず「ここ、東京なの!?」とびっくりしていました。

それから、技術の進歩にも驚いていました。具体的には、iPhoneです。航介が生まれた当時、ｈａｒｕはiPod touchを持っていたので・iＯＳには馴染《なじ》みがあったのですが、iPodからいきなりiPhoneまで飛んだので「どうやって使うんだ?」「え、じゃあこれでなんでもできるじゃん」と興奮していました。そもそも自分がiPhoneを所有していること自体に驚いていましたし、彼にとってはちょっとしたタイムスリップだったでしょう。

先ほど、ｈａｒｕはいつ死んでも不思議ではないと言いました。もちろんそれはｈａｒｕがいつ死んでもいいという意味ではありません。洋祐も言っていたように、僕ら全員がｈａｒｕに対して「生きてほしい」と思っています。

だから彼を生かすために、僕らは全力を尽くします。現に、僕は洋祐と一緒に「どうすればｈａｒｕが生きやすくなるか」を考えながら、彼のための環境を整えてきたつもりです。２０１８年に障害者手帳３級を取得したのもその一環です。これも僕と洋祐のふたりで相談して決めました。ｈａｒｕが就活をするにあたって、就労移行支援や障害者雇用を考えたときに、やはり障害者手帳は持っておいたほうがいいだろうと。彼自身も「あったほうがいいよね」と言っていました。
実際、放課後等デイサービスの会社には障害者として雇用してもらっています。それから、障害者手帳を持っていると博物館や美術館の入館料が無料になるうえに、混雑しているときも並ばずに展示物を観覧できるんです。夏休みに上野の国立科学博物館へ「恐竜博」を観にいったときなどは、春斗《はると》が大喜びしていました。

。　。　。

僕個人は、なぜｈａｒｕに「生きてほしい」と思うのか。あまり真剣に考えたことがないので正直よくわからないのですが、かっこつけて言えば、彼は僕にとって大事な人であり、大事な人に死なれるのは嫌だから。もちろん「お前が死んだら俺も死んじゃうだろ」という気持ちもあります。僕としても、自分が勉強できなくなったり、本を読めなくなったりするのは困るので。
なんにせよ、とにかくｈａｒｕには生きていてほしいんです。どれだけ生きるのがつらくても、必ず僕らが支えるから、世の中や将来に絶望しないでほしい。もっとも、僕らが世の中や将来に希望を持っているかというとそういうわけでもないのですが、絶望するほ

語り手
結衣

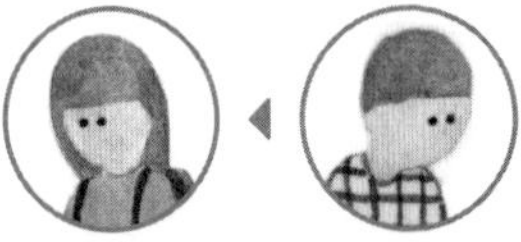

ど酷いものでもないと思います。生きていれば、もしかしたらなにかいいことがあるかもしれない。だから「生きているだけで花丸」と、僕と洋祐がずっと言ってるんです。

生きているという当事者意識

圭一が、歳をとったらわたしたちが消えちゃうかもしれないと言っていました。わたしも、それならそれで、わたしたちの役目は終わったということなのかなと思います。二宮くんの顔が見られなくなるのはつらいけれど……でも二宮くんも歳をとればおっさんになるわけだし、おっさんになった二宮くんを見なくて済むという点では、そんなに悪いことではないのかもしれません。

ただ、同じ消えるにしても、わたしたちが役目を終える前にｈａｒｕくんに死なれるのは困ります。わたしたちにもやりたいことがあるし、わたしたちがやりたいことをやるために、彼を死なせるわけにはいかない。つまり「ｈａｒｕくんが死んだらわたしも死ぬからやめて」と。そういう意味では、ものすごく自分勝手な理由で彼は生かされている気もします。

とにかくｈａｒｕくんには生きることに対する当事者意識がまるでないし、常に「死にたい」という感情に囚われています。だから記憶を手放すのだと思います。そう考えると、記憶を手放すことは、自殺の代替《だいたい》行為みたいなものかもしれません。自殺することで物理的に自分を消す代わりに、記憶を手放すことで精神的に自分を消す、みたいな。

でも、今日までｈａｒｕくんが自殺のほうを選択せずにいてくれて、よかったなと思います。それは、わたしたちががんばって支えた結果でしょう。いや、「わたしたち」と言いましたけど、がんばったのは洋祐と圭一です。だから洋祐にはすごく感謝しているし、圭一にしても、わたしは彼と毎日のようにバトルしていますけど、なんだかんだで信頼しています。圭一が「cotonoha」アプリを作ったことも、すごいと思います。ｈａｒｕくんが必要だと思ったものを自分も必要だと思って、それを即実現させてしまうなんて「すごい」としか言いようがない。

そもそも圭一が「勉強が好きだから」という理由で勉強し続けられることも、わたしには信じられないというか、あんな人はなかなかいないと思います。わたしも漢検の勉強をしていますけど、それは「漢検に合格する」という目標があるからできているだけです。でも圭一は、特に目標も理由もなく、淡々と勉強している……本当に、なんなのあの人？

そういう長所みたいなところを挙げれば、灯真にしても絵が上手だったりファッション

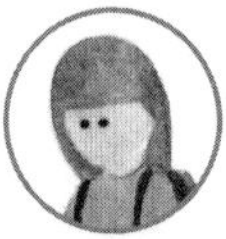

センスがよかったり、悟くんはレンタルさんと難しい数学の話ができたり植物に詳しかったりと、交代人格みんながわたしから見れば「すごい人たち」なんです。そして、みんなそれぞれのやり方でいまのharuくんを支えています。まあ、一番たくさん支えているのは洋祐ですけれど、そうやってこれからも生きていけるといいなと思います。

繰り返しになりますけど、もしわたしたちが必要なくなって消えてしまったとしても、それはharuくんが成長したということだから、それはそれで喜ばしいことです。でも、haruくん以外の誰かに勝手に消されるのは絶対に嫌。だから彼が18歳のとき、スクールカウンセラーから解離性障害の病院に行くことを勧められたときは、恐怖しかなかった。

わたしの魅力は損なわれない

haruくんは、小さいときからずっとつらい思いをしながら生きてきました。じゃあ、交代人格のわたしたちはつらい思いをしているかというと……わたしの場合、胸を切除するときはちょっとつらかったです。でも、自分で言うのもなんですけど、そもそもそんなに大きくなかったんです。だから「なくてもよくない？」と思いはじめて、実際、結論としてはなくてもよかったんです。

たとえば乳がんで乳房切除術をした女性は、女性性の象徴でもある乳房を失うことでアイデンティティも失ったように感じることがあると聞きます。でも、わたしは、ｈａｒｕくんと同様に真面目に生きていないせいか、そういう感覚はありませんでした。

もちろん、かわいいブラジャーを着けられなくなったりキャミソールを着られなくなったのはいまでも残念に思うこともあります。だけど、胸をとったことで、人体における出っ張りがなくなったんです。お尻はちょっと膨らんでいますけど、前は手術していないのでなにもないまま。だから「それって面白くない？」と、ちょっと楽しくなったんです。

わたしは女性として生きているけど、わたし以外のみんなは男性なので、とりあえず足して2で割ってみた感じというか。比率的には男性率のほうが圧倒的に高いんですけど、全体としてユニセックスになったから、いいかなと。

その結果、あえて男性っぽく振る舞ったり男性っぽい服装をしなくても、普通に男性として扱ってもらえるケースも増えました。わたしとしては、たまには女子トイレに入りたくなるんですけど、女子トイレに入っても通報されたことはないから、男性にも女性にも見えるというのは、けっこう便利です。生きやすいと言ってもいいかもしれません。ジェンダーレスと言ったら大袈裟ですけど、男か女か白黒つけるのではなくて、その中間のグレーゾーンで漂っているのも、ゆるふわ感があっていいと思います。

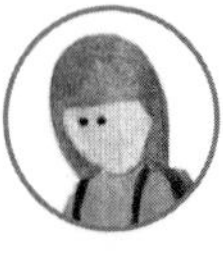

そうやってわたしが「みんなふんわり、やんわり生きればいい」みたいなことを言っていたら、このあいだｈａｒｕくんが「ゆるっとふわっと生きている人間が、スキニーパンツをはくのはいかがなものか」と主張しだしたんです。たしかにそれも一理あるなと、最近は全体的にゆったりした服を選びがちになっています。

ほかにわたしがつらかったことといえば、恋人と別れたこと。前にも話した通り、わたしと同じく当事者だったｈａｒｕくんは失恋したことなんかすっかり忘れていましたけど。そのときは圭一が「恋人と別れたからといって結衣ちゃんの魅力は損なわれない。大丈夫だよ」と謎のいいことを言っていて、むしろ腹が立ちましたね。

生きているという当事者意識

最近、わたしたちはAbemaTV の番組や、地上波のテレビ番組に出させてもらうようになりました。でも、テレビ局からお声がかかること自体は嬉しいんですけど、正直、そういうメディアに露出することにはあまり関心がないんです。だからオンエアされたときも、みんなそんなに真剣に見ていませんでした。

ただ、放送される前のＶＴＲ確認のとき、あろうことか、テロップで表示された二宮くんの名前が「二宮和也」じゃなくて「二宮和成」になっていたんです。だからわたしは「お願いだからそこは直して！　マジで！」とちょっととり乱してしまったんですけど、それ以外は「お好きにどうぞ」という感じでした。

テレビに出たことでわたしたち自身にいい影響があったとしたら、それは悟くんがＴＢＳのディレクターさんと仲よくなったことです。そのディレクターさんに限らず取材班の方々はみなさんいい人だったんですけど、なぜか悟くんはディレクターさんが大好きになって、ことあるごとに「また会いたい」と言っています。いま、悟くんの中ではレンタルさんとディレクターさんが会いたい人の2トップです。いままで悟くんにはそういう人がいなかったので、すごくよいことだと思います。

事実として、悟くんはレンタルさんと会うようになってから、めちゃくちゃ変わりました。もともと彼は人と関わることが苦手というか、嫌いと言ってもいいレベルだったのが、いまはレンタルさんと会う日の1週間くらい前から指折り数えて楽しみにしています。もしレンタルさんとの交流がなかったら、ＴＢＳのディレクターさんに関心を向けることもなかったかもしれません。

悟くんはレンタルさんのことを「笑い上手」だと言います。わたしはレンタルさんが笑

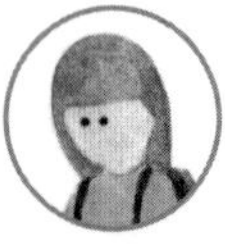

うところはそんなに見たことがないんですけど、彼いわく「すごく笑う」と。そんなレンタルさんと一緒にいる時間が悟くんは大好きだし、だからこそ、わたしたちも悟くんとレンタルさんの時間を大切にしてあげたい。

レンタルさんから宿題を出してもらうことで悟くんが勉強する時間も増えたし、その意味も大きくなったはずです。悟くんはレンタルさんに自分の勉強の成果を見せたいし、レンタルさんもそれをちゃんと認めてくれる。悟くんにとっては、わたしたち交代人格じゃなくて、レンタルさんという他者に認められたということも、とても重要な体験だったと思います。なおかつレンタルさんは、悟くんが手加減なしの数学の話をぶつけても、きちんと受け答えしてくれる。それも嬉しかったんでしょう。

わたしもTwitterのフォロワーさんと会うようになってから、嬉しくなることが増えました。会うのはほとんど女性のフォロワーさんで、彼女たちとお話しするだけでも楽しいのに、それに加えてかわいいカフェでおいしいスイーツを食べられたりもするし、嵐の布教も心置きなくできる。なにより、フォロワーさんはわたしのことを女性扱いしてくれるのが嬉しいんです。ウインドーショッピングをしていても「これかわいいよね」とか共感しあえますし。高専育ちのわたしにはそういう経験が一切なかったので。

しかも最近は、「結衣ちゃんを守る会」みたいなのが発足されたんです。なにから守るのかというと、圭一からです。要するに、わたしが自分で買うと圭一に怒られそうなものを、フォロワーさんがプレゼントしてくれる。主にハンドクリームやネイルオイルなんですけど、さすがに圭一もフォロワーさんからのプレゼントは捨てられないので、わたしはかわいいものに囲まれて幸せです。

あと、わたしはフォロワーさんから「結衣ちゃん」と呼んでもらっていて、それもすごく嬉しいんです。ただ、一般的には、治療者以外の人が解離性同一性障害の当事者に向かって、交代人格の名前を呼びかけるのはよくないこととされているんです。わたしはこれからもいろんなフォロワーさんと会いたいと思っているので、そこがちょっと難しいところなんですけど。

テレビの話に戻すと、悟くんのお気に入りであるＴＢＳのディレクターさんが、打ち合わせがてらわたしたちとお母さんをごはんに誘ってくださったんです。そのとき行ったお店が、なんと嵐も来たことのあるお店だったんです。そんなお店に連れていかれたら、わたしとしては出演をＯＫするしかありません。

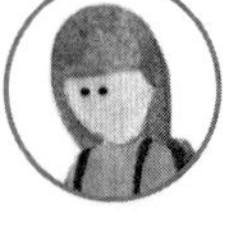

その程度のノリで、どの番組にも特になにも考えずに出演したんですけど、番組を見てくださった方に、わたしたちのような人間がいるという事実が伝われればそれで十分だと思っていました。結果として、Twitter のフォロワーさんもめちゃくちゃ増えたし、「番組見ました」「応援してます」というDMもたくさんいただいたので、みんな「ありがたいよね」と言っています。圭一は、DMが送られてきすぎて若干キレ気味でしたけど。

ただ、なかには批判的なことを言う人も当然います。ある番組の放送中に、「多重人格」というワードが Twitter のトレンドに入ったんです。そのときわたしは「それだけたくさんの方が見てくださっているんだな」と思う反面、「どうせろくなことが書かれてないんだろうな」と、なるべく見ないようにしていました。

そこで圭一が「無知な人間は批判ができない」と言ったんです。つまり、なにも知らない人は批判すらできないし、「多重人格」がトレンド入りしたということは、よくも悪くもその存在が広く知られたという証拠でもある。「だったら、それでよくない？」と。

そのうえで「否定や批判から入る連中は、自分の持っている知識の埒外《らちがい》にある物事を理解する努力をしない人間だ。そんな愚かな人間になにを言われようが気にする必要はない。相手にするだけ時間の無駄」と言うんです。わたしは心の中で圭一に対して拍手しました。

現に、そのときわたしたちのことを批判していた人たちは、春斗くんを指して「6歳の男の子が『数学』と言うはずがない」「あれでボロが出た」などと騒いでいました。圭一の言う通り、相手にするだけ時間の無駄です。彼らの中では、6歳の男の子は「数学」ではなく「算数」と言う決まりがあるんでしょう。だったら、これからもそういう世界で重箱の隅をつつきながら楽しく生きていけばいいと思います。

ただし、そうやってTwitter上で「演技だ」「やらせだ」と書き散らす程度なら無視するけれど、もし彼らがわたしたち自身に悪意を向けてきたら、わたしたちは反撃をするという強い意思があります。具体的には、法的な措置をとるということです。まあ、それをやるのは圭一なんですけど。

その1日を生き切る

洋祐は、haruくんについて「生きているだけで仕事したことになる」といつも言っています。たとえば落ち込んで丸1日なにもできなかった日があったとしても、少なくともその1日を生き切ることができた。それだけで「花丸」をあげられるんです。

世の中的には、人は「生きているだけ」じゃダメで、なにかを作り上げたり、なにか成し遂げたり、なにか社会のためになることをしてようやく評価されるようなところがあり

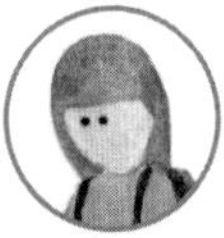

ます。でも、それこそ「レンタルなんもしない人」じゃないけれど、なにもしていなくても、その人の存在自体に価値があると思いたい。というより、わたしたちにとってはそれが当たり前なんです。

ｈａｒｕくんは社会的に見れば「生きているだけ」かもしれないし、わたしたちから見てもポンコツなんですけど、彼が生きてくれているおかげで、わたしたちも存在していられる。だからわたしたちはなにがあっても彼を支え続ける。それは裏を返せば「ｈａｒｕくんが死んだらわたしたちも死ぬからやめてね」という話なんですけど。

でも、そうだとしても「生きていればなにかいいことがあるかもしれないし、そのときまでとりあえず生きてみない？　生きる以外はなにもしなくてもいいから。生きてるだけで花丸あげるからさ」というのが、わたしたちの基本スタンスです。

そんな「生きているだけで仕事したことになる」ｈａｒｕくんが、放課後等デイサービスの会社に就職して、社会に出る決断をしたというのは、花丸どころの騒ぎじゃないです。本当に、本当によくがんばったと思いますし、心から尊敬します。

さすがに本人にも「そろそろ就職しないとヤバいな……」という意識もあったんですけど、たまたま、というか奇跡的に拾ってくださった方がいたので、このチャンスを逃す手はないと。もしいまの会社の方に出会わなければ、きっとharuくんはいまも不安定なままだったと思います。会社に所属することで、彼の居場所が、彼自身が「居てもいいんだ」と思える場所ができたので。それは、今年のはじめまでやっていた塾講師のアルバイトにしても同じことが言えます。

それから、お給料をもらうことで、自分が仕事をしたという証拠が得られたことも大きかったと思います。それまではわたしたちが、いわば内部の人間が彼に花丸をあげていたけれど、他者という外部の人間からも花丸をもらえるようになった。それもいい方向に働いているはずです。

ただ、会社に所属するといっても、イメージとしては片足を突っ込んでいるくらいなんです。きっとこれからも、いろんな場所に片足を突っ込み続けながら生きてくだろうし、彼にはそういう生き方が合っているかもしれません。あっちにふらふら、こっちにふらふらしながら。

たぶん、ひとつの場所に留まるということが、わたしたちには向いていないんです。なぜなら、それぞれのやりたいことが違いすぎるから。保育士をやって、システムエンジニアをやって、塾講師をやって、通信制大学の学生もやって、それ以外にも悟くんはハーブ

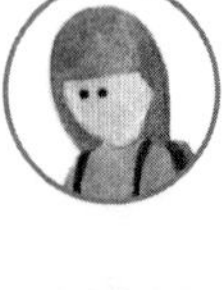

を育て、航介はロボットを作り、わたしはわたしで嵐の布教活動をしているので。

と、勝手なことを言いましたけど、一番大事なのは、ｈａｒｕくん自身のやりたいことです。その邪魔にならない範囲で、わたしたちもやりたいことをやらせてもらう。いま現在、彼のやりたいことは社会福祉士の資格をとることなので、当然それも全力で応援します。そうやってやりたいことに流されながら、ゆるっとふわっと生きていけばいい。

まあ、わたしがわざわざ言わなくても、これまでもｈａｒｕくんは風船みたいにふわふわと生きてきました。だからまったく地に足がついていないし、そもそも自分の人生に対して当事者意識がないから根本的に真面目に生きていない。

わたし個人の感覚なんですけど、「生きる」って、とても流動的というか、ふわふわした行為だと思うんです。もちろん、しっかり地に足をつけて人生を歩んでいる人もたくさんいるでしょうけど、それにしたって多少の浮き沈みはありますよね。ｈａｒｕくんの場合はほぼ沈みっぱなしですけど、なにかの拍子に浮いてくることもあるかもしれないし、とりあえず呼吸だけはしてもらって、あとは「流れに身を任せていればいいんじゃない？」くらいの感覚です。

僕の好きな人たちと時間

はじめまして。悟です。僕は数学と物理が好きです。それは圭一のおかげです。ｈａｒｕくんが高専を受験するための勉強をはじめたとき、圭一が僕に数学を教えてくれました。前に洋祐が、なにか大きな音がしてびっくりしたり、恐怖を感じたりするときに僕が表に出てくると言っていましたが、それは正しいです。みんなそういうのが苦手だから、僕が引き受けています。

僕はレンタルさんが好きです。レンタルさんと僕は、数学や物理の話をたくさんします。僕にとってレンタルさんは、理系の話を手加減せずにできる、とても大切な人です。

ただ、いま「好き」と言いましたが、それはレンタルさん自身が好きというよりは、レンタルさんと喋っているときの空気が好きだからです。レンタルさんと数学の話をしているあいだ、交代人格のみんなは黙っていてくれるので、無音になります。そのときは僕とレンタルさんの声と、僕がノートになにか書く音と、照明の音と時計の音しか聞こえません。その空気が大好きです。幸せです。

語り手
悟

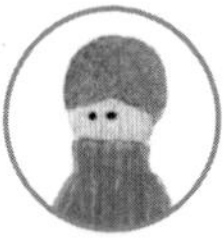

みんなが黙っていてくれるのは、みんなが僕とレンタルさんの時間を特別だと思ってくれているからです。それは自然にそうなりました。みんな優しいので、僕のことを察してくれたのだと思います。僕がレンタルさんと喋っているときは、みんな後ろを向いています。

僕とレンタルさんが話している内容も、みんなには共有されません。それは、みんな僕たちの話の内容を理解できないからです。圭一だけはわかりますが、「悟のプライバシーを侵害するわけにはいかない」と言ってくれます。

僕のプライバシーは守られていますが、結衣ちゃんにはあまりプライバシーがありません。彼女はみんなからよく見られているし、彼女もそれをわかっています。なぜ見られているかというと、結衣ちゃんは女物の服とかを買いたがるからです。あと嵐のグッズを買いがちです。そういうのが圭一に見つかって、よく止められます。僕も、あまり女の子っぽい服は着ないでもらいたいと思っています。中学のとき、女子の制服で嫌な思いをしたことがあるので。

レンタルさん以外に、最近、ＴＢＳのディレクターさんとも仲よくなりました。そのディレクターさんとは、僕たちがテレビに出たときに知り合いました。

ディレクターさんは理系の人ではないので数学や物理の話は全然できないのですが、理系じゃない人で初めて「もっと話をしたい」と思った人でした。ディレクターさんが話すことは別に面白くないのですが、一緒に喋っていると気持ちが安らぎます。そのことは洋祐や結衣ちゃんたちにも話しました。みんな「いい人でよかったね」と言ってくれます。

ただ、結衣ちゃんは「ディレクターさんの服装が気に入らない」とも言っていました。結衣ちゃんはいつもファッションチェックをしています。ディレクターさんは男性ですが、とても奇抜な恰好《かっこう》をしています。あと、結衣ちゃんは「色黒なのもマイナスポイント」だと言っていました。でも、僕は外見はどうでもいいので。ディレクターさんは中身がとてもふわふわしていて、心優しいです。

このあいだ、僕はディレクターさんにお手紙を書きました。僕はデジタル機器の操作が苦手なので、Twitterとｎｏｔｅは洋祐に文字を打ってもらうのですが、アナログの場合は自分で書きます。ディレクターさんが大好きです。

僕は勉強が好きです。だからもっとたくさん勉強がしたいのですが、時間が全然足りません。夜に勉強しようと思っても、僕は夜ふかしがあまりできないし、ｈａｒｕくんも洋祐も圭一も働いていて疲れているのですぐに寝てしまいます。でも、みんなやりたいことがあ

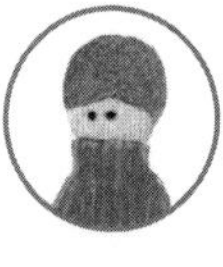

るのに、僕の勉強の時間や、僕とレンタルさんが話す時間を作ってくれるので、とても感謝しています。

僕はハーブを育てるのも好きです。ハーブがいいのは、食べられる植物だからです。あと、癒《いや》し効果もあります。ハーブに興味を持ったのは、結衣ちゃんがアロマ好きだったのと、灯真くんがチョコミント好きだったのがきっかけです。

僕は毎朝、ハーブにお水をあげます。僕は朝も好きです。朝の空気はとても静かで、この世界に僕だけしかいないように感じられるからです。同じ理由で真夜中も好きですが、眠くなってしまうので朝のほうが好きです。

点の記憶、線の記憶

僕はharuくんが13歳のときに、13歳の男の子の人格として生まれました。誕生日は10月20日で、歳はそのときから13歳のままです。haruくんが小学6年生のとき、彼のお父さんが亡くなりました。そのあとしばらくはあまり大きな悲しみを背負っていなかったのですが、1年後に悲しみが復活しました。

そして、中学生になったharuくんは、学校で女子の制服を着なければならなくなりました。それに耐えられなくなって、僕をつくったのだと思います。ｈａｒｕくんはクラスにも馴染めなかったりしたので、登校中や休み時間はだいたい僕が出ていました。あと、中学2年生のときには悠ちゃんが出てきて、学級文庫に置いてある小説や歴史の漫画を読んでいました。

ｈａｒｕくんは「アパートメント」というウェブマガジンで「多数派が正しいと見える世界で、同調圧力ほど少数派を苦しめるものはないだろう」と書いていました。僕もその通りだと思います。

特に学校という世界では、それが大きいと思います。みんな、なにかしらの仮面を被っています。たとえば僕は男の子なのに、女の子の身体を持っていたので、それに合わせなければいけませんでした。クラスの女の子はみんなかわいいものが好きだったけど、僕は好きじゃありませんでした。それでも「かわいい」と言わなければならないような圧力がありました。

高専に入学してからは、周りは男の子ばかりだったので、かわいいものの話をする必要はなくなりました。でもその反動で、結衣ちゃんはかわいいものが大好きになっちゃいました。

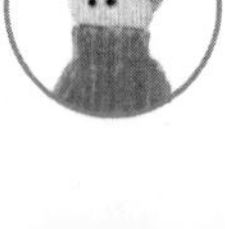

僕たち交代人格には、みんな個性があります。結衣ちゃんも灯真くんも、圭一も洋祐もみんな、それぞれ違った個性があります。それは全部、もともとharuくんの中にあったものだと思います。だから、みんなの個性を全部ひとつにまとめてharuくんというひとりの人間。でも、haruくんは記憶をなくしてしまうので、多重人格の人になっちゃうんだと思います。

人は、誰でも多重人格な部分を持っていると思います。みんな仕事用のキャラだったり、学校用のキャラだったり、家族用のキャラだったりを使い分けているはずです。ただ、それが病気だと診断されないのは、記憶をなくしたりしないからです。

僕たちの場合は、haruくんが記憶をなくして日常生活にも支障をきたすようになったので、病気だと診断されたのだと思います。だからもし、たとえば女の子と会うときは必ず結衣ちゃんが出て、仕事場では必ず圭一が出るとか、そういう役割分担が明確にあって、その記憶がきちんとつながっていれば、それは病気ではないのかもしれません。でも、haruくんは僕たちが出ているときのことを覚えていないし、自分がひとりの人間だと思えなくなってしまうから病気なんじゃないかと、みんなで話し合っています。

交代人格はみんな、優しいです。優しいから仲よくやっていけているのではないかと思います。付《つき》くんも、月に1度くらい深夜徘徊《はいかい》をしますが、とても優しくて、人のためになんでもがんばれる人です。僕は付くんがいつどういうふうに生まれたのかわかりませんし、あまり話もしないのですが、彼が深夜に外を出歩いているときには悪いことはしていません。深夜徘徊から帰ってきた付くんがしんどそうにしているのを見ると、心が痛みます。彼が夜中に経験してきたなにかが負担になっているのだと思います。でも、彼が夜に出かける理由も、そのときなにをしているのかも、誰にもわかりません。

○　○　○

ｈａｒｕくんが解離性同一性障害のお医者さんに診てもらったとき、みんな「自分たちは消されちゃうんじゃないか」と心配しました。僕も一緒で、「もう勉強ができなくなってしまうんじゃないか」と怖くなりました。でも、ｈａｒｕくんと僕たちは共存という道を選びました。

ただ、最近まで僕はあまり表に出ることができませんでした。いまのように出てこられるようになったのは、ｈａｒｕくんがレンタルさんをレンタルしたことがきっかけです。

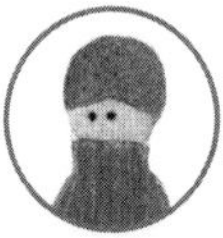

そのときに洋祐たちのあいだで「悟や春斗にも人と話す機会があったほうがいいんじゃないか」という話になりました。最初にｈａｒｕくんがレンタルさんを呼んだとき、僕はレンタルさんに会えなかったのですが、春斗くんがレンタルさんと数学の話をしているのを聞きました。そこで「僕も数学の話がしたい」と思って、２回目のレンタルのときに出ることにしました。

そのときまでは、僕の勉強の時間もいまよりずっと少なかったんです。でも、レンタルさんと会うようになって、レンタルさんから宿題を出されるようになってから、その宿題をやったりする時間も作ってもらえるようになったので、とてもよかったと思います。

そのレンタルさんのことをｈａｒｕくんは忘れてしまったのですが、それは仕方ありません。ｈａｒｕくんはよく人や出来事を忘れてしまうので。たぶん、僕たちがテレビに出たことも、そのうち忘れてしまうと思います。僕は、忘れたくないことはノートに書いておくようにしています。このノートは宝物です。

ｈａｒｕくんはいま、社会福祉士を目指しています。がんばってほしいと思います。その一方で、圭一は理学部に行きたいと言っていました。でも、通信制の大学に理学部はないのであきらめるしかありません。みんなやりたいことがいっぱいあるけど、ｈａｒｕくんのやりたいことを一番大事にしてほしいので、それぞれ妥協しています。僕も大学で物理とかの講義を受けたいなと思います。でも、本やインターネットからもそういう知識は仕入れられるので、大学に通わなくても勉強のやり方はたくさんあります。

あと、僕は勉強すること自体が好きなので、将来的に学者とかになりたいとか、そういう目標があるわけではありません。それに、学者を目指す人の中には僕より賢い人がたくさんいるし、その人たちと競いたいとも思いません。

洋祐も圭一も結衣ちゃんも、みんなｈａｒｕくんに対して「生きてほしい」と言っていました。僕も同じで、ｈａｒｕくんには生きていてほしいです。なぜなら僕が勉強できなくなるからです。それ以外の理由でｈａｒｕくんに生きてほしいと思うのは、彼がめちゃくちゃがんばっているからです。しんどいのに、死にたいのにがんばっています。生きていてほしい。

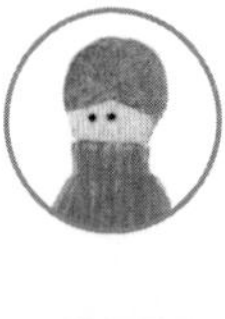

とある日の　悟くんとレンタルなんもしない人

（2019年10月 喫茶室ルノアール渋谷南口店にて収録）

悟　レンタルさん、こんにちは。

レンタルなんもしない人（以降、レ）　こんにちは。

悟　レンタルさんが教えてくれた本、持ってきました。『高校数学：探究と演習』（Z会）。レンタルさんがZ会にいたとき、最後にチェックした本だと言っていたので、買いました。

レ　僕自身は少し関わった程度ですけれど。この本は無駄に難しいというか、受験生にとって一番難しい本って感じだけど、本当に買ったんですね。

悟　上下巻買いました。圭一もレンタルさんに関する出費はだいたいＯＫだから。こっちの『図説 世界を変えた書物 科学知の系譜』（竺覚暁、グラフィック社）はＴＢＳの取材のときに「なんでも買っていい」と言われたので、買ってもらいました。

レ　高そうな本。

悟　いろんな数学の話が書かれています。ライプニッツとかも載っています。ライプニッツは

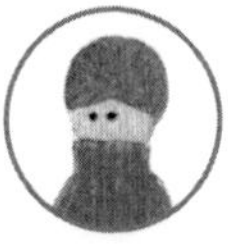

微分積分を考案しました。あとニュートンと喧嘩しました。だから好き。

レ　はは（笑）

悟　世間一般ではニュートンのほうがすごいと言われているけど、僕はライプニッツのほうがすごいと思っています。ニュートンがすごいと言われているのは、微分の書き方が有名だから。僕はライプニッツの書き方のほうが好きなんですが、レンタルさんはどうですか？

レ　僕もそう思います。微分の記法にはニュートン式とかライプニッツ式とかいくつかあるんですけど、ニュートン式は従属変数の上に「・」（ドット）を書くんです。一方、ライプニッツ式は dy/dx で表していて、こっちのほうが数学的にはわかりやすいですよね。

悟　だから好きです。

レ　なにで微分するのかが明確なのと、分数の形式であることがいろいろ役に立つので。ただ、ライプニッツ式は飲み込むまでにちょっと時間がかかるので、最初はラグランジュ式の f'(x) で習うんですけど。

悟　「,」（プライム）を「ダッシュ」と読んじゃう人がいっぱいいるって、数学の先生がこの前怒っていました。

レ　僕は「ダッシュ」と読んじゃいますけど。

悟　「プライム」です。

レ　はい。

悟　電磁気学で好きな人いますか？

レ　マクスウェルですかね。マクスウェルの方程式って、すごくシンプルで綺麗だったと記憶しているので。それでいろんなことが理解できるのが面白かったなと。

悟　天才。

レ　天才。でも、この人たちもそんなにがんばっていたわけじゃないと思います。自分のパッションの赴《おもむ》くままにやっていたら、勝手に人から賞賛されるようになったんじゃないかなって。

悟　クーロンも好き。

レ　はい。クーロンの法則は、万有引力の法則と同じような形をしているだけでもワクワクしますね。

悟　ワクワクします。化学は好きですか？

レ　苦手意識が。たぶん面白いと思うんですけど、計算が面倒くさかった記憶が邪魔をして好きになれない。

悟　アボガドロ定数、モル……。

レ　モル計算。単位の換算ばっかりしていましたね。

悟　フェルマーさんは弁護士だそうです。趣味でフェルマーの最終定理を作った。

レ　へえ。ケプラーも好きです。

悟　オイラーは？

レ　オイラーは神。殿堂入りですね。

悟　ほかに殿堂入りはいますか？

レ　ニュートンとかユークリッドとか。

悟　ネイピア数。通じない人がいっぱいいる。

レ　説明が難しいです。

悟　ラプラス。

レ　ラプラスも計算が面倒くさかった記憶がある。

悟　ラプラス変換。エジソンは？

レ　エジソンはよく知らないです。発明家なので。

悟　物理学は？　圭一がメルケルの研究をしていました。

レ　基礎的な方程式を書いた人が一番偉いと思う？

悟　はい。

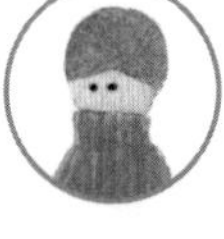

レ　マクスウェルとニュートンとシュレーディンガーですかね。
悟　シュレーディンガーの方程式は難しい。
レ　どうしても汚い。
悟　ハイゼンベルク。
レ　そっちのが綺麗《きれい》だよね。
悟　結衣ちゃんがいま「レンタルさん、いつ嵐と共演するの?」って聞いていて聞いています。
レ　いまやharuさんのほうが、共演できる可能性が高いんじゃないですか?　出演した地上波の番組の尺も僕より長かったし。
悟　リーマン。
レ　リーマン面も面白いです。普通、デカルトの座標軸だったら1周したら同じ地点に戻るじゃないですか。でもリーマン面は、面が重なっていて、1周したら下の面に進む。
悟　どんどん下がっていく。それは黄金比と関係ありますか?
レ　黄金比と関係あるかはわかんないです。リーマン面は複素解析とか複素関数を扱うときに出てくる概念のことだね。
悟　複素数の座標とは違うんですか?　複素数平面とは違うんですか?
レ　複素数平面ですね。複素数平面ですけど、複素数平面だったとしても、ある範囲までなら同じところに戻るじゃないですか。どんどん下の面に螺旋《らせん》状に進んでいくリーマン面という概念が面白いのでオススメです。
悟　リーマン面。リーマン面と複素数平面の違い。複素数平面の中にリーマン面があるということですか?
レ　そうですね、たぶん。僕も大学2年のときに習ったのでうろ覚えなんですけど。
悟　わかりました。ありがとうございました。

編集部　お二人で時々会っているということですが、悟くんはレンタルさんのどんなところに惹かれるのですか？

悟　惹かれるとは？　……月に1回程度、宿題を提出したいとは思いますが、別にそんな会いたいとは。

レ　まじか。

悟　僕はレンタルさんと話している、その時間が幸せです。数学のことを手加減せずに話せるというのはとてもいいと思います。

編　洋祐さんたちにそういう他者はいないのですか？

悟　洋祐はみんなのお世話をするのに精一杯だから、そんなこと考えられないと思います。圭一はカブトムシが好きです。カブトムシに執着しています。

編　いまみたいに悟くんとレンタルさんが話しているときは、みんなは後ろを向いていていてくれるんですよね。

悟　はい。普段は、洋祐と圭一がみんなを監視しています。なにか悪いことをしたり、危ない目に遭《あ》ったりしないように。でも、僕がレンタルさんといるときは、たぶんレンタルさんがどうにかしてくれるので大丈夫だと思っています。

レ　……なんもしないのに。

（END）

レンタルなんもしない人
1983年生。大阪大学大学院理学研究科宇宙地球科学専攻修了。出版社勤務、フリーランスのライターを経て現在は〈レンタルなんもしない人〉の活動に従事する。
Twitter ID：@morimotoshoji

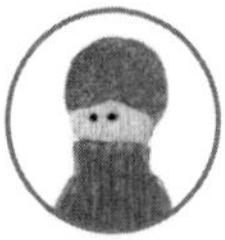

おわりに

主人格のｈａｒｕです。

ぼくは２０２０年現在、社会福祉士の国家資格を取得することを目指している。なぜ社会福祉士なのかというと、ぼくが「放課後等デイサービス」の仕事をしているなかで、また「cotonoha」というアプリを運営しているなかで、社会福祉に関する情報が、それを必要とする人たち、すなわち日常生活に支障をきたしている人たちにすらほとんど伝わっていないことを痛感したからだ。

具体的には、地域の役所には無料で相談に乗ってくれたりする保健師さんがいるとか、医療や雇用、進学などにしても行政による支援サービスがあるといった情報だ。そういった情報を保育士の立場から、たとえば放課後等デイサービスにお子さんを預けている親御さんたちに広めていきたい。

語り手
haru

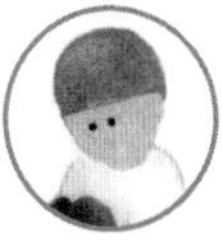

そこで正しい情報を伝えるには専門的な知識が必要だし、それを担保《たんぽ》するうえでも資格を持っていたほうがなにかと役立つだろうと思ったのだ。だから、公共機関に勤める社会福祉士ではなくて、より地域に根差した、身近にいる社会福祉士になることを想定している。

他方で、ぼくには自殺願望がある。普段から「死にたい」と思っている。にもかかわらず社会福祉士を目指しているということは、そう易々《やすやす》とは死ねないということになる。そう、ぼくは死にたくても死ねない。

ただ、それでもうっすらと「いつ死んでもいいか」と思ってもいる。社会福祉士になりたいのは事実だけれど、そもそも社会福祉士を目指そうと思えたのは、「いつ死ぬかわからないからこそ、やりたいことをやろう」みたいな発想が根底にあったからだろう。だから、いまの心境を言葉にするなら「社会福祉士になるまで生きてたらラッキーかも」ぐらいで、間違っても「絶対になってやる！」とはならない。

知っての通り、ぼくは解離性同一性障害、いわゆる多重人格だ。いま、解離性同一性障害でよかったことをちょっと考えてみた。でも、物心ついたときからそうだったので、正直よくわからない。まあ、ぼくはひとりっ子だったけれど、頭の中でみんながうるさいので寂しくはなかった。

あるいは、ぼくががんばらなくても誰かががんばってくれるのは、ある意味で便利だったかもしれない。たとえばぼくが高専受験を決めた中学時代、ぼくの代わりに圭一《けいいち》が理系科目のテストで高得点をとってくれたのはその好例だろう。そうやって、ぼくが選んだ道で個々が能力を発揮できたことは、よかったことだと言えそうだ。

その道に足を踏み出したのはぼく自身ではあるけれど、そこから先へどんどん歩を進めてくれたのは彼らなのだ。おかげでぼくは保育の世界やエンジニアリングの世界、数学や物理学の世界など、いろんな世界を知ることができた。

そこにはぼくが覚えていないことも多々あるにせよ、どういう経験をしてきたかは彼らが教えてくれるので、「へえ、そうなんだ?」くらいの思いはある。そういう意味では、ひとり分の人生では、あるいはどこか特定の場所に固定された個人のままでは味わえなかったであろう経験をさせてもらったはずだ。

彼ら交代人格の中で、洋祐《ようすけ》はぼくにとてもよく似ている。というのも、彼はぼくの演技をしているからだ。洋祐以外、たとえば圭一にしても、特に仕事場では人格が交代したの

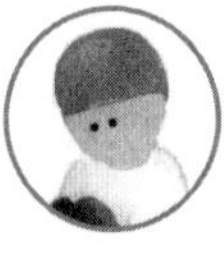

がバレないようにぼくを演じてくれている。けれど、洋祐の場合は普段から素《す》でぼくのように振る舞っているような感じがする。洋祐の声は、ぼくが2歳か3歳ぐらいのときからずっと聞こえていたし、そのころから喋《しゃべ》り方をぼくに似せていたのかもしれない。ちなみに、いまも洋祐と圭一はぼくのことを見ている。もうそれも慣れっこだ。

○　○　○

ぼくは2019年の10月から11月までの2カ月間、「アパートメント」というウェブマガジンで連載をしていた。ｎｏｔｅやTwitterはぼく以外の人格も好きに書いているけれど、この「アパートメント」に寄せた文章はすべてぼくが書いている。もともとぼくは「アパートメント」という媒体に憧れていたので、連載のお話をいただいたときはとても光栄に思ったものの、テーマを「生きづらさ」に決めていざ書きはじめてみると、あっという間にネタが尽きた。

ネタがないなかで、ぼくは生きづらさというものを「砂袋」にたとえてみた。というか、ぼくにとって生きづらさとはそういうイメージなのだ。

砂の入った袋は、当然重い。それを抱えていると、自分も沼のような地面に沈んでいくような錯覚に陥《おちい》る。じゃあ、その袋に砂を注いでいるのは誰か。

ひとつは、多数派と呼ばれる存在ではないだろうか。世界を多数派と少数派に分けたとき、多数派から受ける同調圧力こそが、少数派にとっての砂になるのではないかとぼくは思っている。多数派の価値観と相入れない人間は「変わり者」のレッテルを貼られて後ろ指をさされるし、少数派の声は多数派の声によってかき消される。

でも、そもそも多数派なんか存在しないんじゃないか。多数派とは「みんなそうだから」という謎の圧力によってなんとなく形作られてしまった集団であって、それを形成する個人は、本来は少数派なのかもしれない。それはとても残念なことだと思う。

もちろん、砂袋に自分で砂を注いでしまっているケースも多々ある。たとえば、他者と比較するという行為がそうだ。勝手に誰かと比べて、勝手に落ち込んだり妬《ねた》んだりする。あるいは、特にネットの世界では、他者と比べて自分は多数派だと思い込んでいる人たちが、少数派を叩《たた》いたりしている。それは他者の袋にも自分の袋にも、同時に砂を注ぎ込んでいることにほかならない。

ぼくらは、この砂袋を簡単に手放すことはできない。けれど、砂袋に入っている砂の量を少しずつ減らしたり、あるいは砂の代わりに空気を入れることで、砂袋を「浮き袋」に変えていけるんじゃないか。そういうことを考えながら、どうにか連載を続けることがで

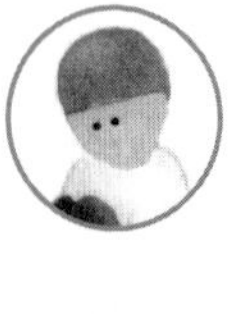

きた。

「それでも、それでも生きてしまう世界は、なんて中毒性のある世界なんだろう」

これはぼくが「アパートメント」に書いた一文だ。ぼくは日々「死にたい」と感じている自殺志願者なのだけれど、今日も死ねずにいる。それはこの世界に中毒性があるからだ。というのは、ありがちな話かもしれないけれど、ぼくが「そろそろ死のうかな」と思った日に限って、なにかいいことが起こってしまうのだ。だから「ひょっとしたら明日もいいことがあるかもしれない」という期待を持たされて、つい生きてしまう。だから「神様に騙《だま》されながら、生きている」とも書いた。神様なんているのかわからないけれど。

いま言ったように、ぼくは「今日」か、少なくとも「明日」までしか見ていない。だから大胆な行動をとれるのかもしれない。テレビの生放送に出たりするのもそうだ。母から「大丈夫なの?」と心配されるようなことでも、とりあえずやってみる。もしそこで失敗したら、そのときはそのときだ。なんなら死ねばいい。そういう意味ではほとんど自暴自棄に近いし、「死」に対して積極的、「生」に対して消極的だからこそ、ポジティブな身投げみたいなことができるのだろう。

　ぼくは記憶をなくし続けている。つらかったことも楽しかったことも平等に、すっかり忘れてしまう。それについては申し訳なさもあるけれど、自分ではどうにもできないから、どうもしない。仮に、ぼくが人生を長いスパンで考える人間だったら「ああ、また忘れてしまった」と気に病むかもしれない。でも、「今日」しか見ていないぼくには、基本的に「いま」と「ここ」しかない。だから、過去の出来事を忘れても「まあ、いいか」となる。その繰り返しだ。我ながら無責任な生き方だと思う。彼らからは「刹那《せつな》的な生き方」だとよく言われるけれど。

○　○　○

　ぼくは２０１８年の夏に、通信制大学のスクーリングで自分がＡＤＨＤと性同一性障害であることをカミングアウトした。その年の秋に参加した「自分プレゼンテーション」というイベントでは、そこに解離性同一性障害も加えて自分の人生をプレゼンした。

　解離性同一性障害について話したときに意外だったのは、みなさんが「へえ、そんな感じなんだ」「そんなことがあるのか」と、わりと好意的に受けとってくださったことだ。

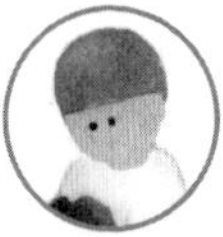

ぼくとしては「うわ……」みたいに引かれることを覚悟していたのだけれど、ぼくが思っていたより世の中は温かかったし、優しかった。

「優しい」という言葉をもう少し分解すると、「理解がある」とか「受容してくれる」「共感してくれる」といった意味になるだろうか。あるいは、別に理解も受容も共感もしなくても、特に否定も肯定もせずニュートラルに「自分にはよくわからないけど、そういう人もいる」と捉えることも、「優しい」に含まれるだろう。それは「干渉しない」と言い換えることができるかもしれない。

いずれにせよ、そういう優しい人たちが、きっと「生きづらさ」という名の砂袋に空気を入れてくれるのだと思う。

もろもろカミングアウトしたり、Twitterやｎｏｔｅで発信したり、テレビに出たりするようになってから、ぼくの周りにはそういう人たちが増えてきたように思う。目に見える数字で言えば、Twitterのフォロワー数もすごく増えた。もちろん、なかにはぼくに対して悪意を持っている人や、ただのウォッチャーもいるだろう。けれど、自分という人間の存在を、それだけ多くの人に知ってもらえたこと自体、ぼくにとっては大きなことなのだ。ぼくのことを知っているということは、障害のことも同時に知っているわけだから。

さっきも言ったように、ぼくは「干渉しない」ことも優しさだと捉えているので、ただのウォッチャーであってもフォローしてくれるだけでありがたい。逆に言えば、悪意を持って攻撃してくる人は明らかに自分にとってマイナスの存在だけれど、それ以外のだいたいの人はプラスの存在なのだ。それは自分を生きやすくしてくれる存在と言ってもいい。じゃあ、「生きやすさ」とはなにか。月並みな表現になってしまうけれど、自分らしくいられることだと思う。

かく言うぼくも、日常生活の中でつい「世の中的にはこうするのが正解だろう」「世間体に合わせるならこうだろう」と考えてしまうことがある。つまり日常的に多数派からの圧力を感じているわけだ。もちろん、わざわざ天邪鬼《あまのじゃく》になる必要はないけれど、そういうときは「でも、本当にしたいことはなに？」「本当はどうしたいの？」と自問する。ときには「俺はいま勉強がしたい」とか、圭一たちが割り込んでくるのだけれど、そうやって自分のやりたいことを選択できること自体が生きやすさにつながっていくんじゃないだろうか。

交代人格のみんなも、ぼくを必死で生かそうとしてくれている。当然、彼らもとても優しい人たちだ。まあ、「お前が死んだら俺たちも死ぬんだから」という理由が一番大きい

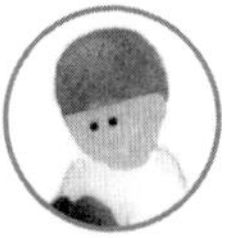

のだろうけれど。圭一は勉強ができなくなるし、悟《さとる》くんはレンタルさんに会えなくなるし、結衣《ゆい》ちゃんは二宮和也の応援ができなくなるし。

でも、彼らの「俺たちのために生きてくれ」という言葉には、そこまで重みを感じない。さっき「必死」と言ってしまったけれど、字義通りの必死さや切迫したものはあまり感じないのだ。それは、みんながぼくに重荷を背負わせないように配慮してくれているからだと思う。

仮に、他人から「俺のために生きてくれ」と言われたら、重すぎて背負えない。死にたくなる。しかも、他人は他人である以上、ぼくの人生に責任をとってはくれない。けれど、交代人格のみんなは、いまに至るまでぼくの人生の責任をとり続けてきた人たちだし、ぼくの身に起こったことは彼らの身にも起こる。だから、ちゃんと耳を傾けられる。

最初に、ぼくは社会福祉士を目指していると言った。じゃあ、社会福祉士になったあとはどうするか。正直、わからない。だって、ぼくは「今日」しか見ていないのだから。

ただ、少なくともいま勤めている放課後等デイサービスの会社で働き続けたいとは思っている。社会福祉士の試験までには保育の実務経験も積めているはずだし、仮に試験に落ちたとしても別の資格をとることで、たとえば子どもたちの支援計画を立てたり、より責任のある仕事をしていけるんじゃないか。とにかく、ぼくは子どもたちと、その親御さんたちの役に立ちたい。

世の中には、ぼくが知っている以上に、生きることに悩んだりしんどさを感じたりしている人がたくさんいる。だからぼくは、そういう人たちが安心できる居場所のような存在でありたい。そのためにいま、ここで勉強している。

（終）

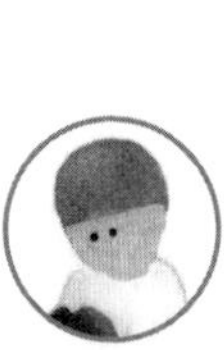

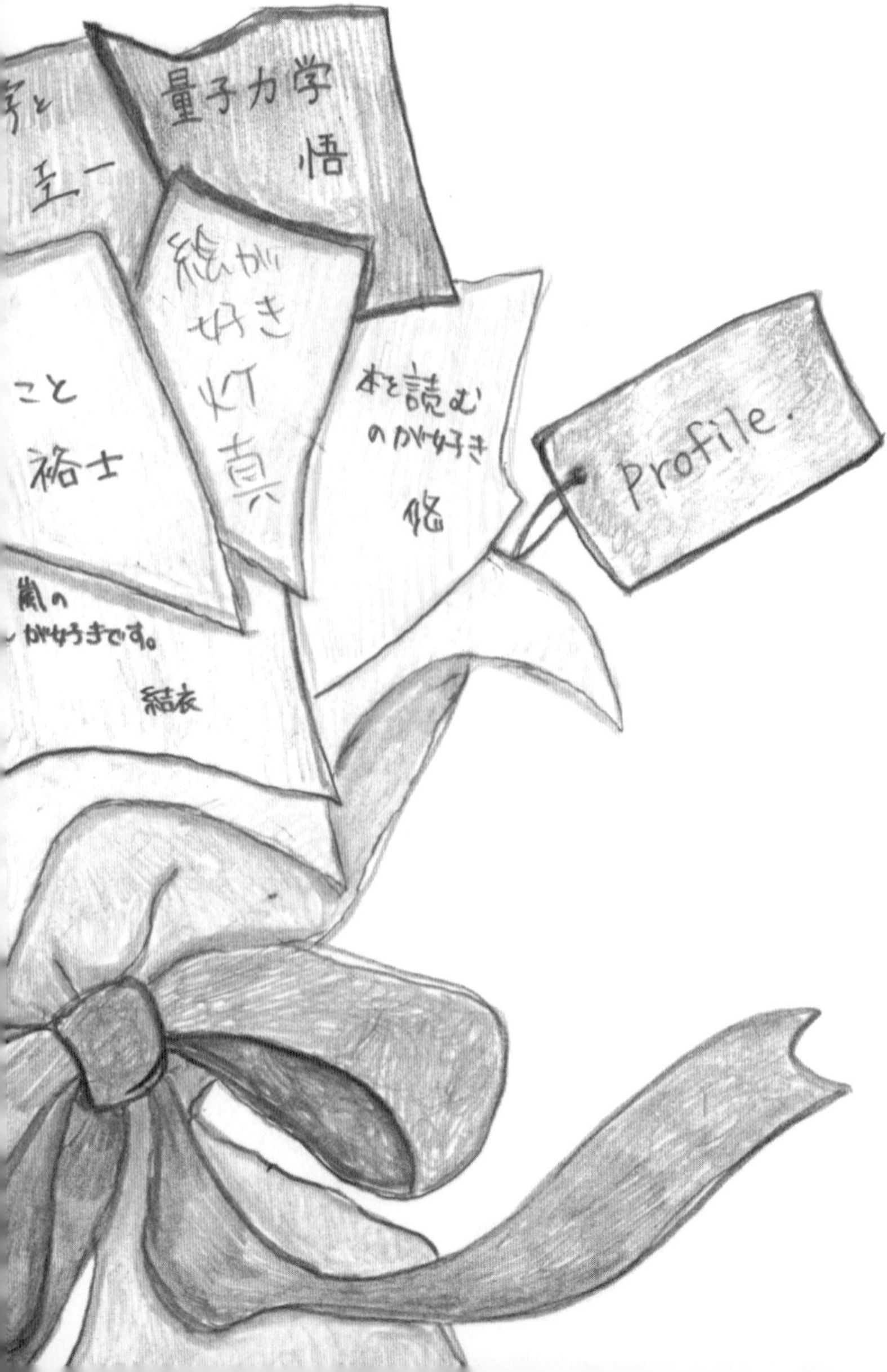
Profile.
量子力学
悟
絵が好き
灯真
本を読むのが好き
悠
圭一
こと
裕士
が好きです。
結衣

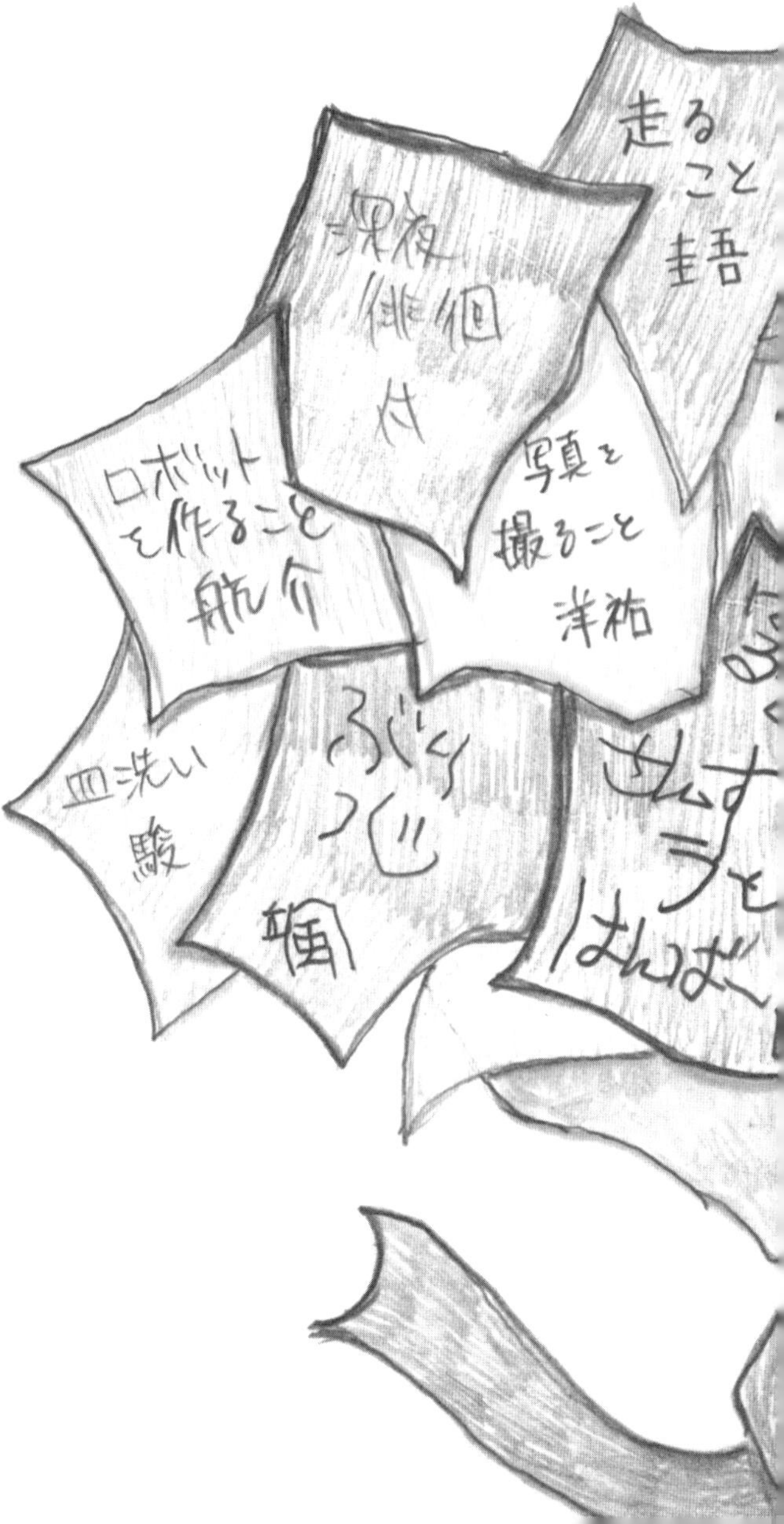
走ること
語
深夜徘徊
ロボットを作ること
航介
写真を撮ること
洋祐
皿洗い
駿

解説に代えて

本書は解離性同一性障害（以下ＤＩＤ）を有する当事者ｈａｒｕさんその他が著した、すぐれた手記であり、体験記である。そして私たち治療者にとっては、「専門書」としての意味も持っているのだ。本書にはＤＩＤの世界の奥深さが存分に書かれているが、それを実際に体験していない私たちはその全体像を本当の意味で理解することは不可能である。そのために私たちに必要なのは当事者の手記を熟読し、勉強し、想像力をたくましくしてその体験に出来る限り共感できるようになることである。

私は精神科医としてＤＩＤの方々と多く出会う立場にあるが、彼女たち（女性が圧倒的に多いのでこのように表現させていただく。「彼ら」ではリアリティに欠けるからだ。ただしｈａｒｕさんたちの場合は例外である）の話から見えてくる一つの景色がある。ある種のプロトタイプ、と言ってもいい。もちろん細部は個人によりいろいろ異なっているが、「あ、この方の場合には、ここはこうなっているんだな」という形で大体頭の中で一致させることが出来る。それは以下のようなものである。

彼女たちは多くの場合、心の内側に比較的広い空間を持ち、内部では非常に視覚的に豊かな世界が展開している。空間には奥行きがあり、多くの場合沢山の部屋、ないしは区画が存在している。イメージとしては奥の方ほど暗く、そこには眠りに入っている交代人格たちが存在しているようだ。

その空間は大抵は中心となるような舞台ないしは席（ｈａｒｕさんたちのいう「コックピット」がこれに相当するだろう）があり、そこから外の世界へとつながる。この空間は彼女たちにとって非常にリアルに体験されるものの、外の現実世界で起きていることとははっきりと識別している。ちょうど私たちが夢で体験したことをいかにありありと思い出すことが出来ても、現実の出来事とは区別できるように、である。

また主人格と言われる人は、ほかの交代人格の活動を内側から観察することが一番少ない傾向にある。またたいがいの交代人格が主人格の実年齢より若い。そしてその交代人格は、ある耐えられない体験の最中にかなり唐突に、すでにほぼ完成された形で突然出現することが多い。

ｈａｒｕさんたちの手記からは、このプロトタイプにおおむね沿った体験が伝わってくる。そしてそれ以上の詳細は彼ら独自のものである。彼らはそれをなるべくわかりやすく、あるいは省略した形でこの文章で表現しているのだ。それでもやはりわかりにくい部分は残り、その意味でやはり本書は「専門書」なのだ。それはＤＩＤを実体験出来ない私たちにとっては永遠にそうであり続ける運命にある。

ＤＩＤや解離性障害が一般に非常に誤解を受けやすいのは確かである。解離性障害についての理解が以前よりは格段に進んだとはいえ、いまだに専門家の間でさえ誤解や曲解を受ける傾向にある。場合によってはそれを詐病《さびょう》や演技と同列に扱う人も存在する。しかしｈａｒｕさんたちのこの手記は彼らの体験がＤＩＤの方の体験のプロトタイプに合致し、さらに実体験を持った人にしか語りえないであろうような多くの詳細部分を伝えてくれているらしいということは、ＤＩＤの方々に多く接する機会を持つ私がはっきりと言えることなのである。

ちなみにＤＩＤの方々の体験にみられるこのプロトタイプの存在から判断するに、ＤＩＤにおいてはある特有の脳内のシステムが形成され、それが一定の心的な体験のされ方を生じさせているらしいこと、そしてその原因として何らかの精神的な危機があったことがうかがわれる。しかしそれ以上の詳細は見事なほどにわかっていない。もちろん彼女たちにも自分の脳内で起きていることなどはわからないであろう。でも体験だけは確かなものなのだ。私たち治療者としては、この脳の中で起きていることの解明に向かって努力しつつも、少しでも彼女たちの体験に近づけるよう努力を続けるしかないのである。

ところでharuさんたちの体験には彼らの特徴があることにも気が付く。よくDIDの原因として語られる性的、身体的虐待の話が、本書には出てこない。またしばしば聞かれる荒々しく破壊的な、私が「黒幕的」と称する人格の話も出てこない。むしろ彼らの傷つき体験の根底にあるのは性同一性障害の問題と過干渉と表現される母親との関係であり、それが個々の交代人格の出現に深くかかわっているという事情が描かれている。過去にいかに深刻なトラウマを被ったかということと黒幕的な存在の影響力の強さはしばしば深く関係し、当人の社会活動を制限するという傾向があるが、彼らの手記にはその存在の影があまり見られない。haruさんたちが高い機能を示し、みずからを表現し啓蒙するだけのエネルギーと積極性を発揮できているのも、このような事情が関係しているのではないかと思う。ただしもちろん彼らはこの手記によりその体験のすべてを披露《ひろう》しているわけではないかもしれず、そこは余計な詮索は控えたい。

自分の話になるが、本書の解説を書かせていただくことは、私にとって新しい体験となっている点がある。それは私はharuさんたちと面識もなく、もちろん治療関係になく、隣人どうしという立場であるため、自分のクライエントさんにだったら遠慮するような質問もできたり、考えを伝えることが出来そうな気がするからである。心理臨床の世界は、個人情報はきわめて慎重に扱われなくてはならない。それこそ一人の人格にある情報について文章にする承諾を得ても、他の人格がそれを共有してほしくないということもあり得る。そのことを考えると、いったん治療関係に入ったクライエントさんとのやり取りはきわめて制限されたものとならざるを得ない。その意味では協力者、共同作業者としての当事者の存在はとても貴重なのである。

私は個人的には、ＤＩＤの方々の体験はもっと広く伝えられるべきだと考えている。その裏にはＤＩＤが精神障害の一つとして挙げられることそのものへの違和感がある。いくつかの人格を持つということは、ある意味では一つの特殊な能力なのだ。その意味ではバイセクシュアリティも両方のジェンダーが恋愛対象となりうるという意味では、特殊な能力だと思う。そしてバイセクシュアリティが精神障害とは考えられていないのと同様、ＤＩＤもそうあるべきだと思う。もちろんＤＩＤの場合には自分たちの体や時間が限られているという意味では不都合な生活を強いられている可能性がある。その意味でのハンディを感じている人格は多いかもしれないが、それは精神障害と言えるだろうか？　私にはそうは思えない。少なくとも通常の意味のそれではない。私は問題はむしろＤＩＤに対する社会の無理解や誤解、ないしは偏見ではないかと思う。とすれば彼女たちは自分たちの在り方をもっと表に出し、知ってもらうべきであろう。その意味でｈａｒｕさんたちの試みは、とても大きな意義があると考える。そしてそれがさらなる誤解や非難にさらされる可能性を生むという意味ではとても勇気ある行動であると思う。

このような解説を書く機会を与えられている私の立場について述べれば、私は精神科の医者ではあるが、解離性障害の専門家という意識は実はない。確かに私の患者さんの非常に多くがＤＩＤを有していらっしゃる。しかし私は精神分析のトレーニングを受けにアメリカに渡り、そこでいち早くトラウマに関連した障害を持つ方々に多く接したという経緯がある。そしてＤＩＤの臨床について論文に書く機会があったために多くの精神科医から患者さんを紹介されるということになったのだ。その意味で私の解離との出会いは偶然のたまものである。ただ一つ確かに言えることは、解離の世界は私たちが従来持っていた心の理論の根本的な変更を迫るような、ある種の現実を見せてくれていることである。そしてその機会に触れるチャンスが与えられたことはこの上ない幸運と考えている。

最後になるがｈａｒｕさんたちを支え、その世界を理解し、安全な環境を提供しているであろう主治医にも同業ながら敬意を表したい。

京都大学教育学研究科　岡野憲一郎

著者略歴

haru（はる）

1996年生まれ。工業高等専門学校の電子通信系工学科を卒業後、通信制大学の心理学部を経て現在は放課後等デイサービスの会社で働く保育士。悩みや愚痴を吐き出す場所を提供するアプリ「cotonoha」の開発者。社会福祉士を目指して通信制大学の社会福祉専攻に在学中。「会える多重人格の人」として活動している。
Twitter ID：@hr_3200

構成　須藤輝
編集協力　宗円明子

ぼくが13人の人生を生きるには身体《からだ》がたりない。
解離性同一性障害の非日常な日常

2020年5月20日　初版印刷
2020年5月30日　初版発行

著　者　haru
装　丁　田村奈緒
装　画　三好愛
発行者　小野寺優
発行所　株式会社河出書房新社
〒一五一－〇〇五一
東京都渋谷区千駄ヶ谷二－三二－二
電話　〇三－三四〇四－一二〇一（営業）
〇三－三四〇四－八六一一（編集）
http://www.kawade.co.jp/

印刷・製本　図書印刷株式会社

Printed in Japan　ISBN978-4-309-24963-6